乳がんの人のための日常レシピ

かんたん&からだがよろこぶ60品

キャンサーリボンズ 編

BOOKEND

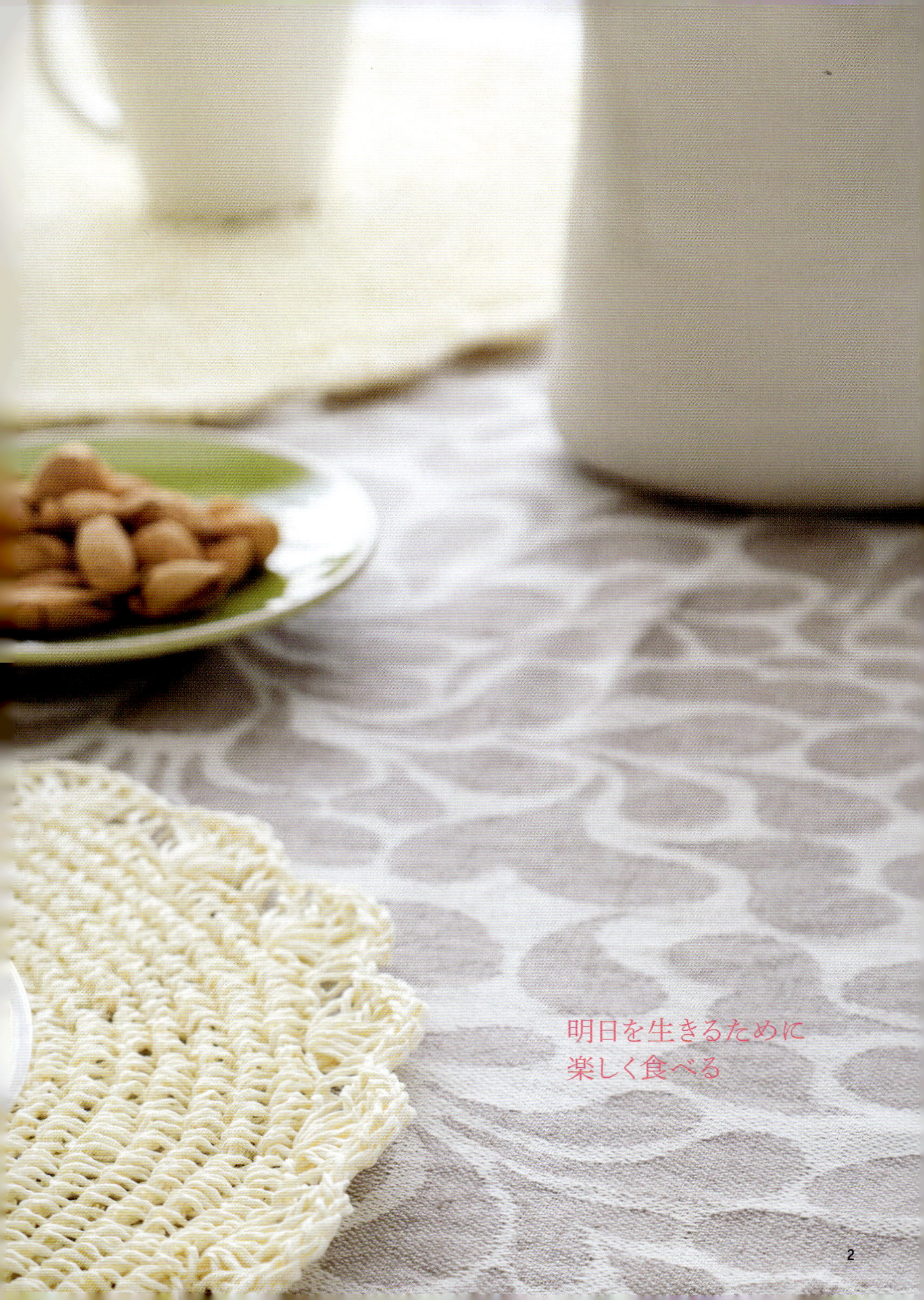

明日を生きるために
楽しく食べる

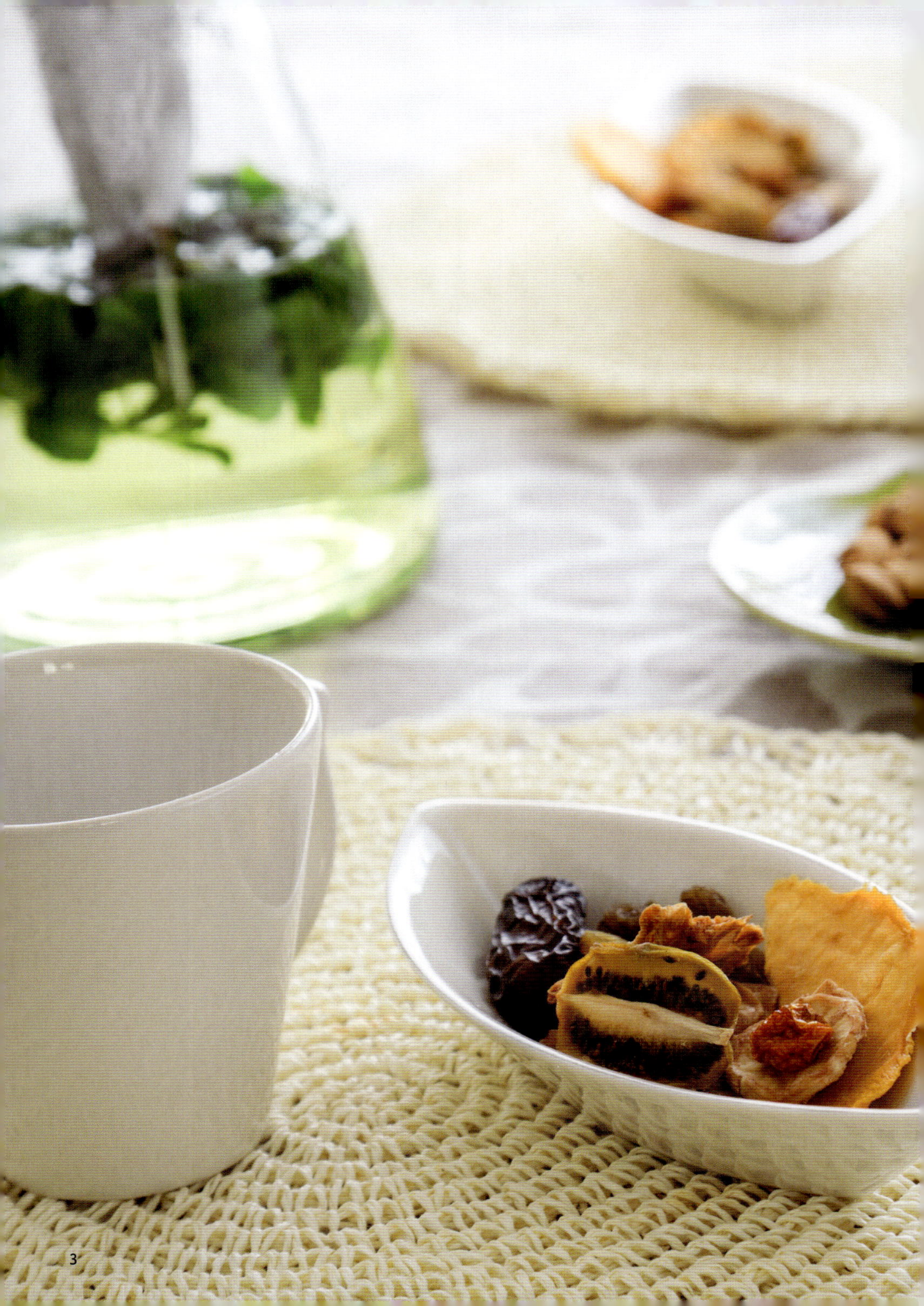

はじめに

ある調査で、がんと診断され、治療が一段落した方に、「発病前と変わったのは何ですか」と尋ねたところ、一番多かった回答は「考え方」、二番目が「食事」だったそうです。生死に関わる病いを体験すると、否応なく人生の有限を思い知らされます。発病によって、限りある時間をより豊かに生きたいと考えるようになった方も多いのではないでしょうか。

食事は毎日のことですから、病気をきっかけに、それまでの食生活を見直された方もたくさんいらっしゃるでしょう。今回、乳がん患者の方々を対象に、食についてのアンケートを行った結果、「食生活を改善した」という回答がたくさんありました。食を見直すことは、より豊かに生きることに直結します。私たちは、多くの方々が乳がんと真摯に向き合い、日々努力している姿をアンケートから垣間見、そして食への関心の高さを改めて痛感しました。そして、食に関する疑問への答えや、食生活へのヒントとなる情報を届けたいと考え、ＮＰＯ法人キャンサーリボンズの乳がん診療と食に関わる専門家が知恵を出し合って、本をつくることになりました。

本書は、いままさに治療中の方、治療が一段落した方、家族が乳がんと診断された方、そして、乳がんが心配な方、そんな方々のために、食を通して治療を応援し、明日を今日よりも元気に暮らしていくためのヒントを紹介しています。

多くの人が、発病をきっかけに、インターネットや本で乳がんと食事について調べたと思います。そしてその膨大な情報に驚き、また相反する情報に「いったい何が正しいのか」「何をよりどころにすればいいのか」と途方に暮れたことでしょう。本書では、さまざまな情報のうち、きちんと吟味された情報、そして、極端ではない情報、さらに、すぐに生活に取り入れることのできる情報を選りすぐり、わかりやすく説明しています。

　これまでに本格的に料理をしたことがない方もいらっしゃるでしょう。本書では、誰でも簡単に作ることができるレシピを、読んで楽しく、見て美しく、そしておいしく味わって食べていただけるように紹介しています。また、「抗がん剤治療中で味がわかりにくくなっている」「食欲が落ち、疲れやすくて料理するのが辛い」という方でも、そうした非常事態をうまくやり過ごすレシピもありますので、体調に合わせて食べたいものを作ってください。

　本書で紹介している情報を全部実行するのはきっと難しいと思います。自分だけ、家族とは別の献立を考えるのも難しいでしょう。このなかから無理なく自分の食生活に取り入れられる情報を一つでも二つでも見つけてください。きっとそこから、あなたにとっての最善の食生活がひろがっていくことでしょう。

　食べることは、生きることの基本です。食生活の見直しを自分の手で行い、行動することで、心身の活力を取り戻すことが私たちの願いです。今日は大変でも、明日には少し元気になっている。この本で、そのお手伝いができれば、こんなにうれしいことはありません。

キャンサーリボンズ・食チーム

目次

Part 2

乳がんと食生活の基礎知識

寄稿

この本の特徴

乳がん患者の声にこたえて

本書を執筆するにあたり、私たちは日本全国の乳がん患者の方々に食に関するアンケートを行いました。アンケート結果からわかったことは、乳がん患者は、食への関心が高く、どのような食事がいいのか心配していること、病気を機に食生活を見直そうとしていることなどです。これまでにも、乳がんと食事について書かれた本はいくつもありましたが、乳がん患者の声にこたえるかたちで執筆された本はありません。

簡単で低カロリーのレシピ

本書で紹介するレシピ60品は、どれも簡単に作ることができます。とくに、カロリーをおさえた野菜中心の料理を集めましたので、体重の増加を気にしている人にもおすすめです。時間がないとき、体調の悪いときのために、覚えておくと便利な「裏技」も豊富です。

また、同じ料理でも素材選びが健康への大きな鍵を握ります。どんな野菜やスパイスを選べばもっと活力が得られるのか、その秘訣を専門家が紹介しています。

わかりやすい十か条

日本の乳がん診療のガイドラインを決定しているのは日本乳癌学会です。診療ガイドラインを乳がん患者向けにわかりやすく解説しているホームページもあります。乳がん患者の食生活や暮らしについては、日本乳癌学会の診療ガイドラインの疫学編を参考に、確実性の高い情報を選んで「乳がんの人の食事十か条」を編みました（p.112参照）。

信頼できる情報源を紹介

携帯電話からでもインターネットにアクセスできる時代になり、病院の待合室で情報検索をする人も多くなりました。しかし、調べれば調べるほど不安になることも多いのではないでしょうか。巻末には、信頼できる情報源のリストを掲載しています。

Part 1

乳がんの人のための日常レシピ

かんたん&からだがよろこぶ60品

村岡奈弥

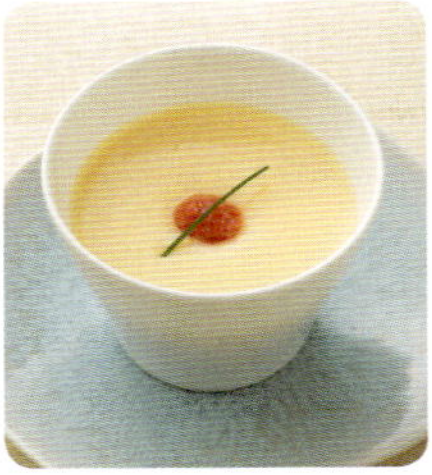
p.29

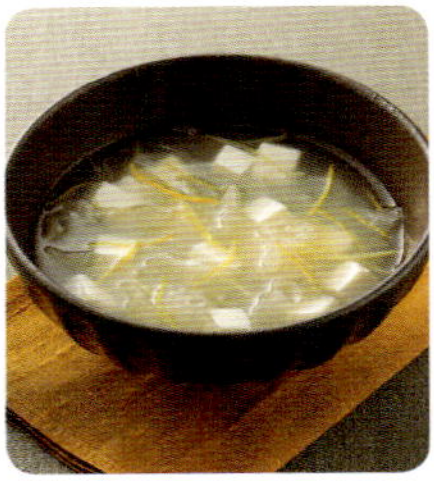
p.27

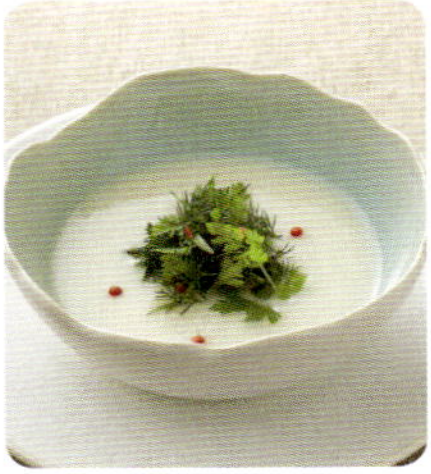
p.23

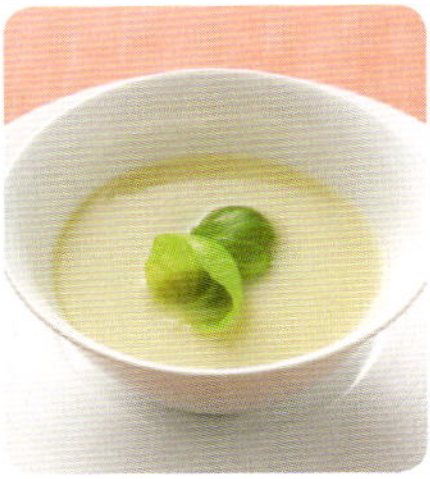
p.16

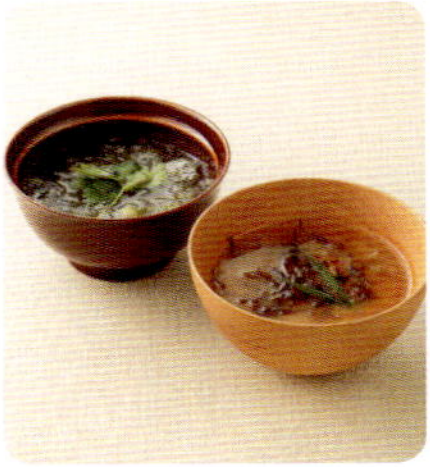
p.31

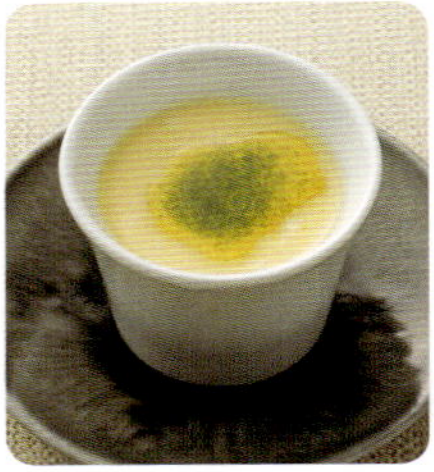
p.28

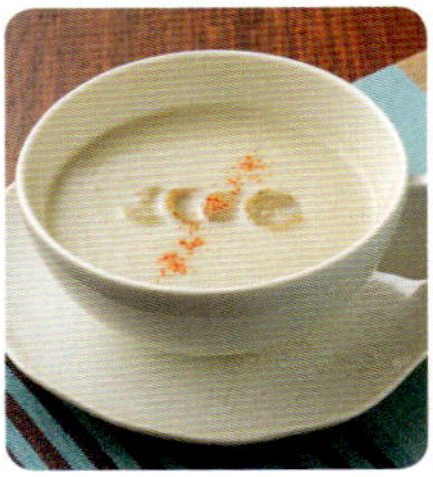
p.24

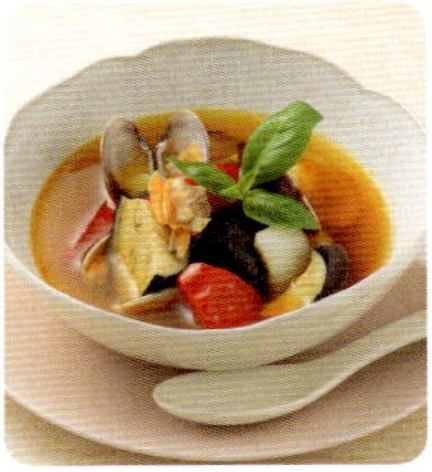
p.18

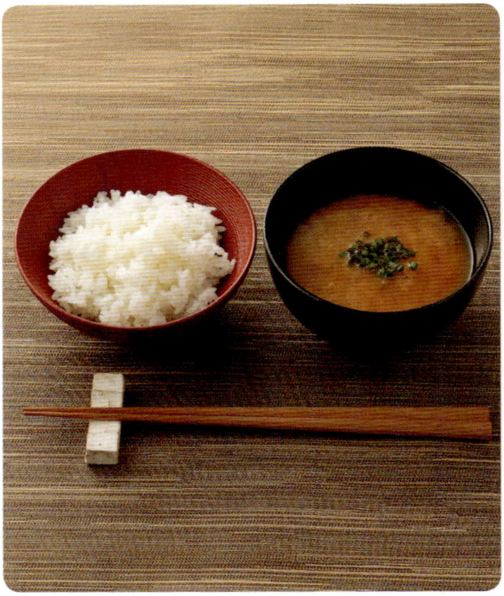
p.30

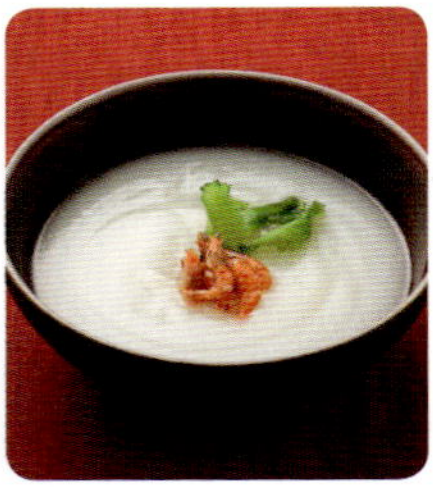
p.25

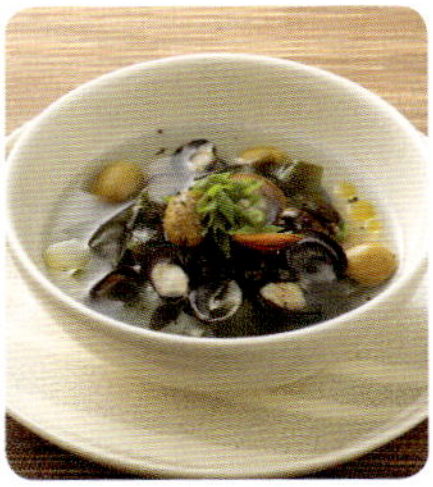
p.20

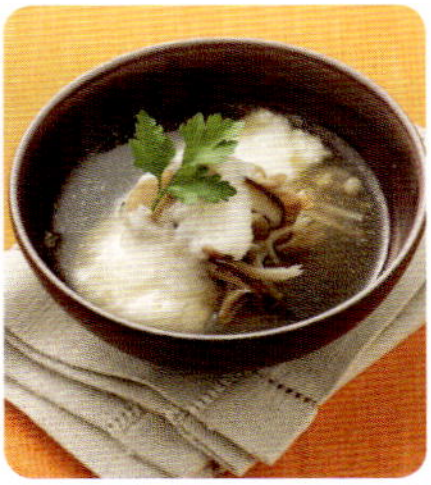
p.26

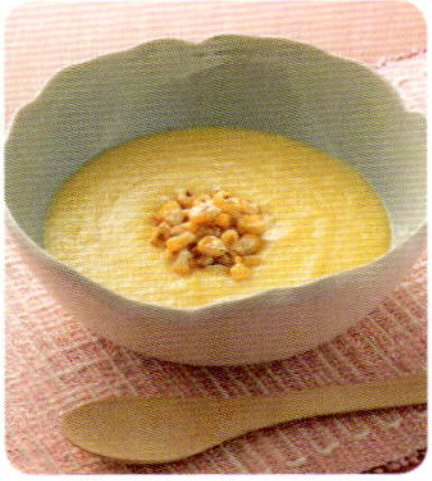
p.22

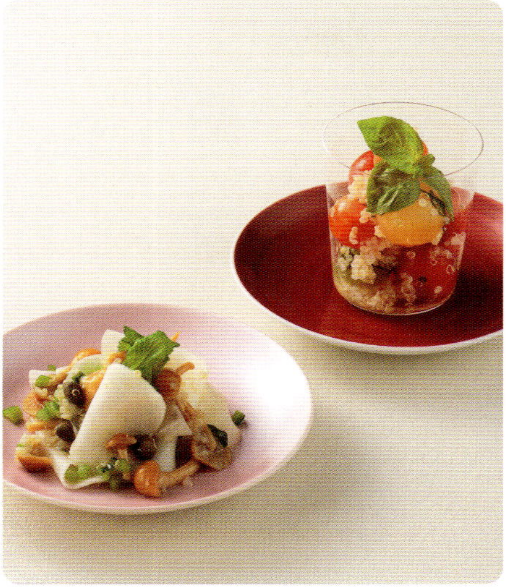
p.46

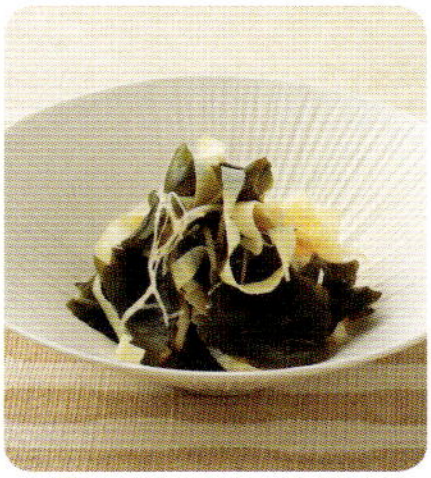
p.40

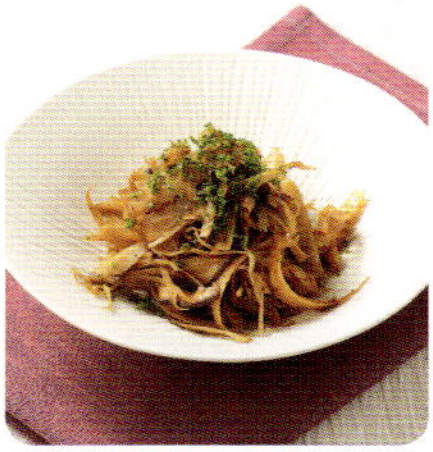
p.36

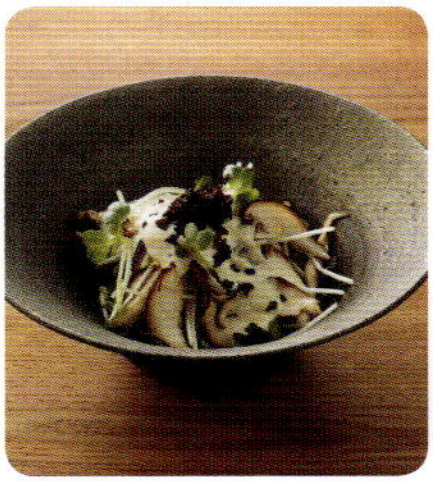
p.41

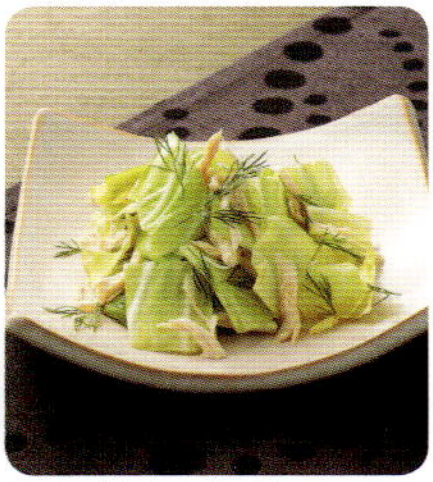
p.37

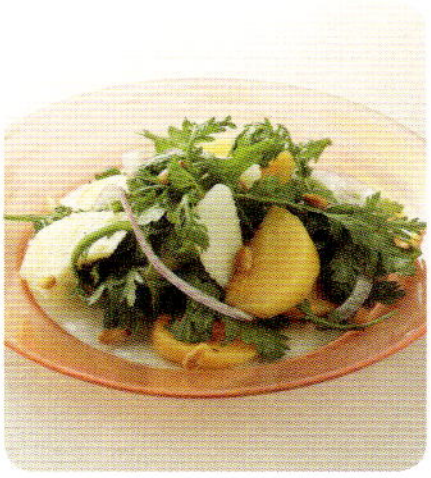
p.48

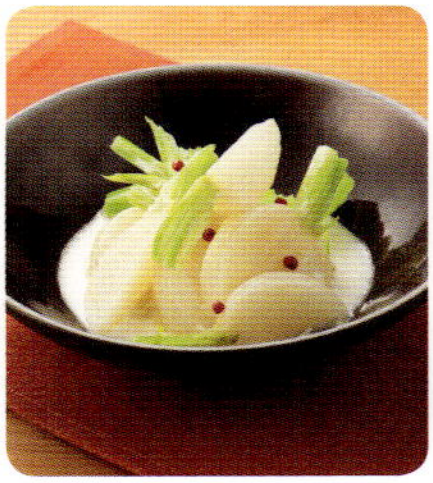
p.44

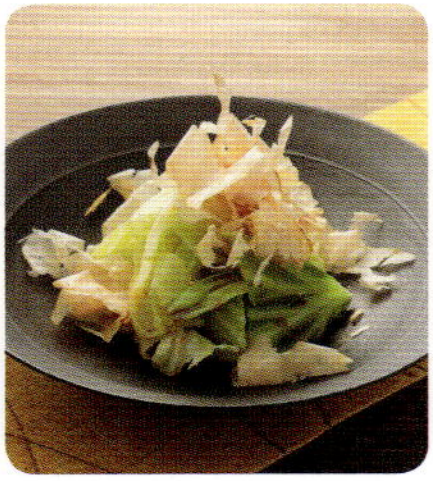
p.42

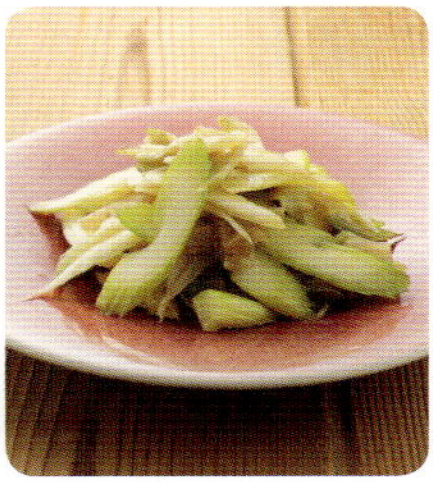
p.38

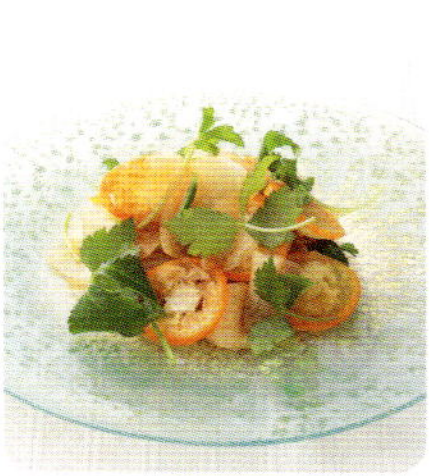
p.49

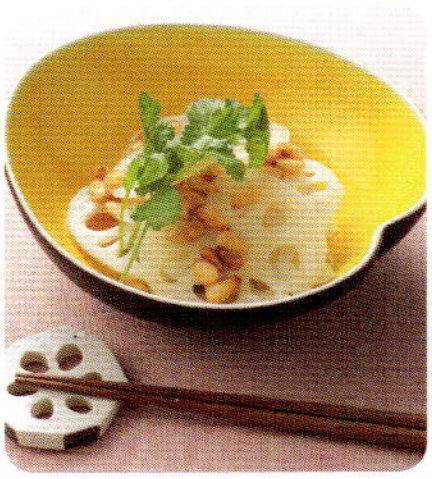
p.45

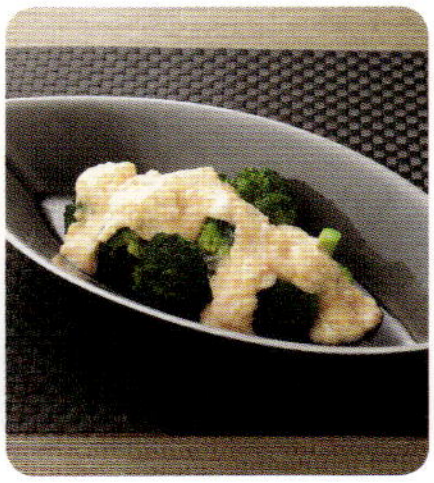
p.43

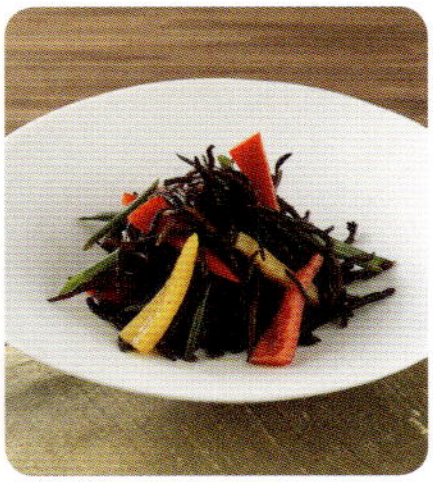
p.39

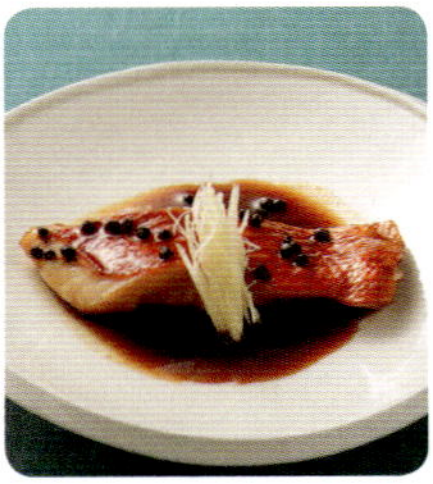
p.66

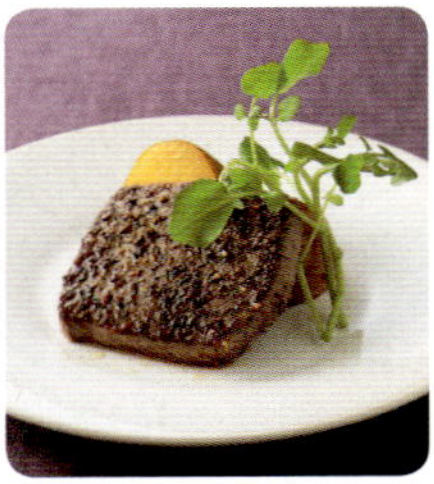
p.62

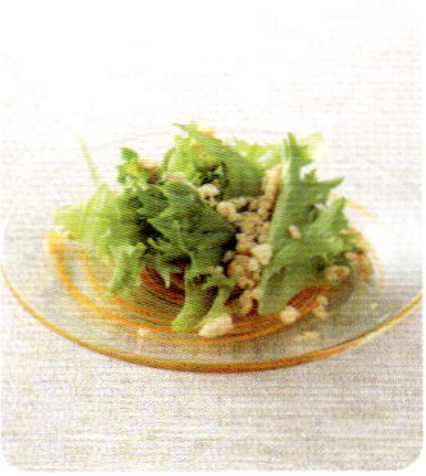
p.55

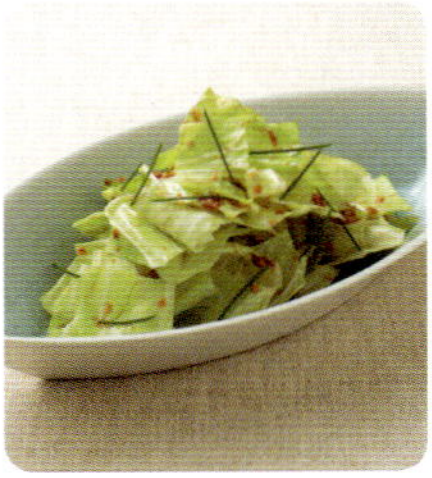
p.50

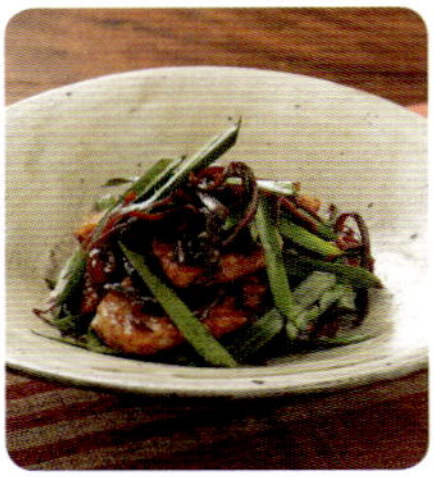
p.68

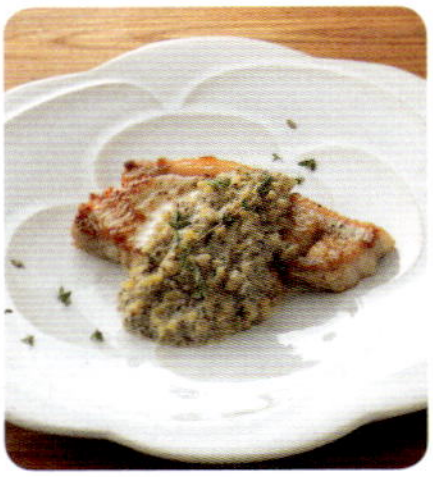
p.64

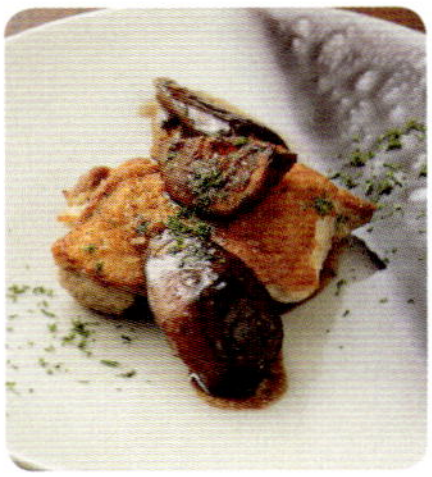
p.60

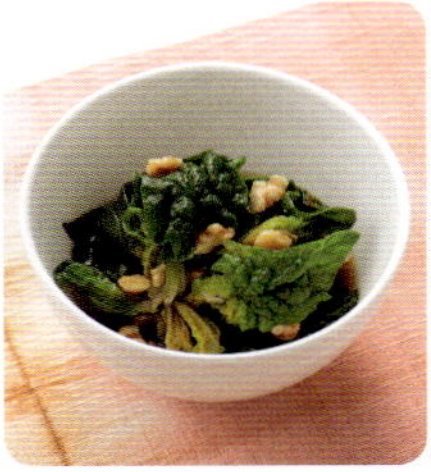
p.51

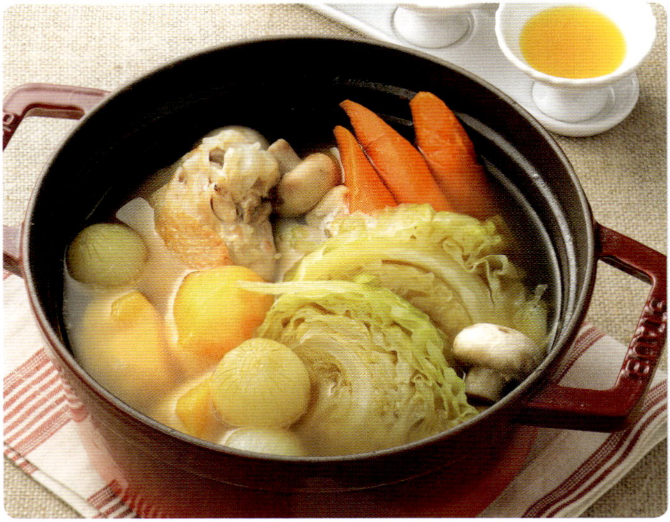
p.72

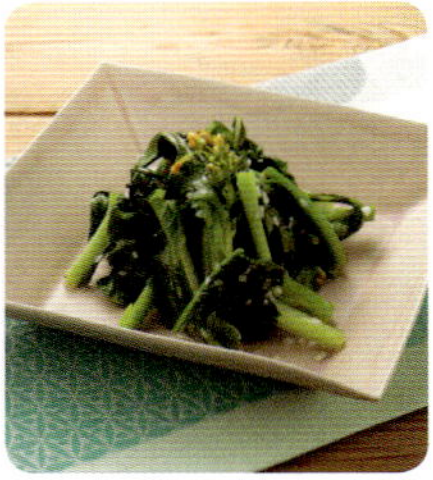
p.52

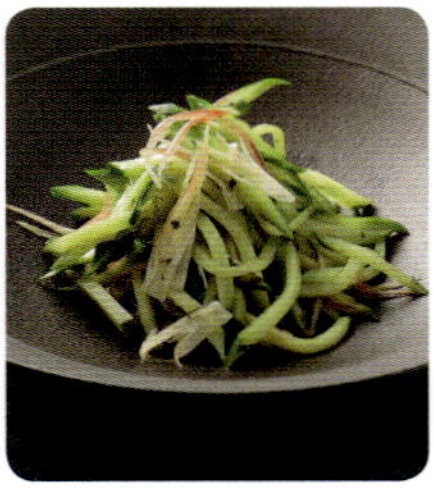
p.53

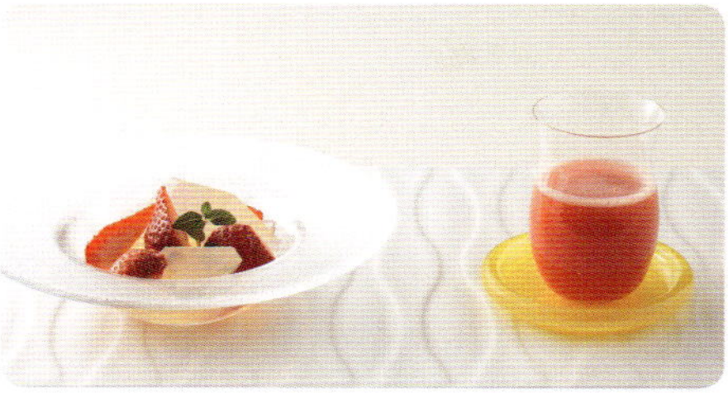

p.88

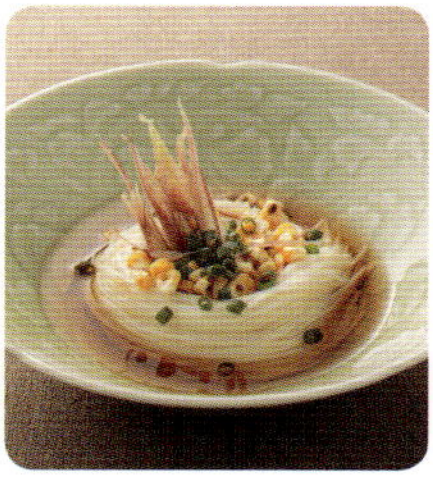

p.77

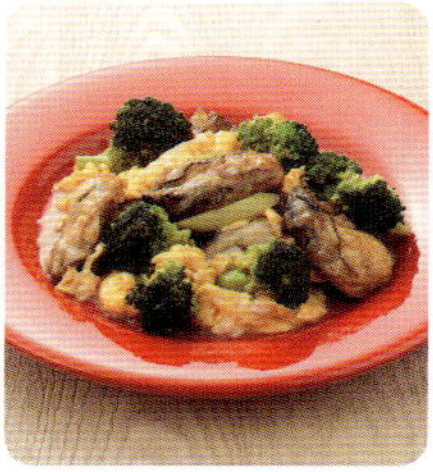

p.69

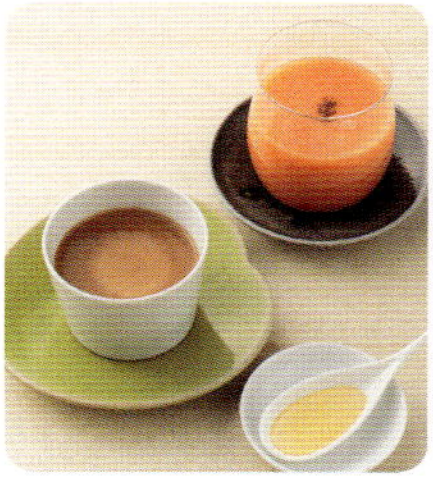

p.90

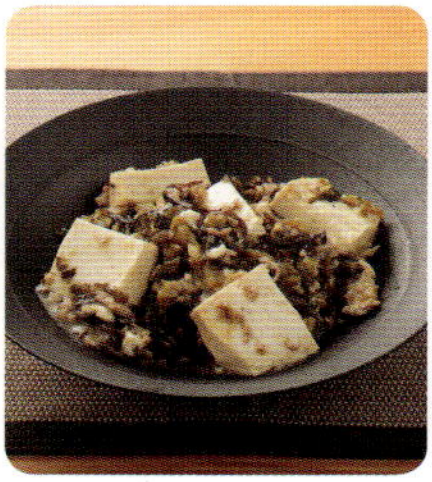

p.84

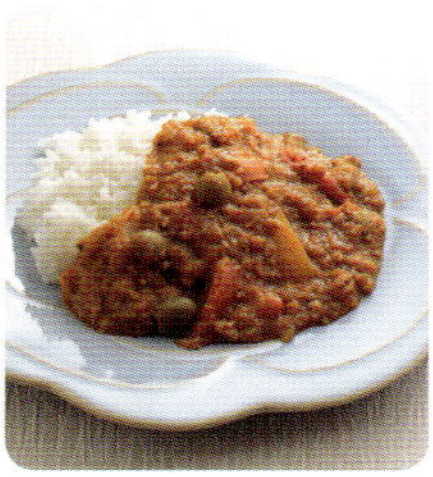

p.78

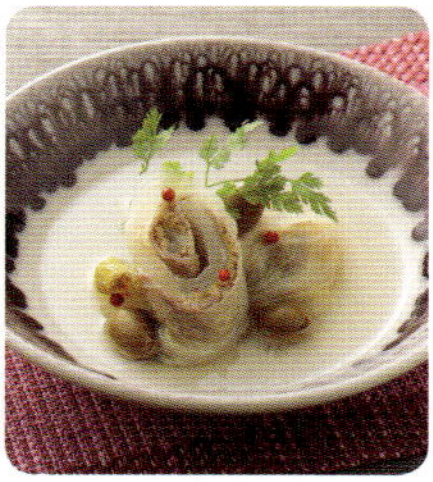

p.70

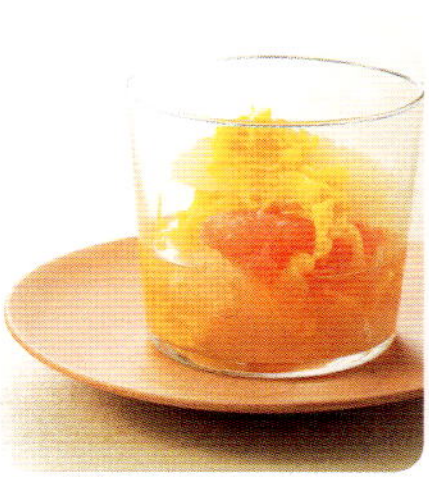

p.91

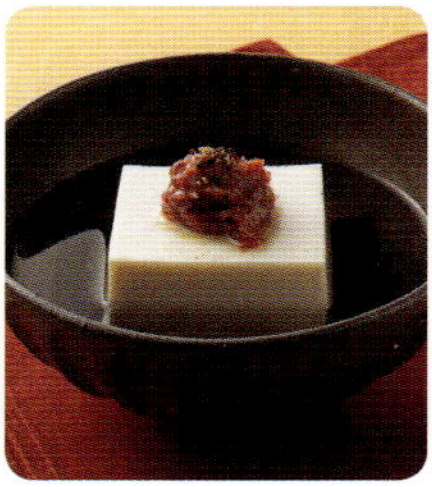

p.85

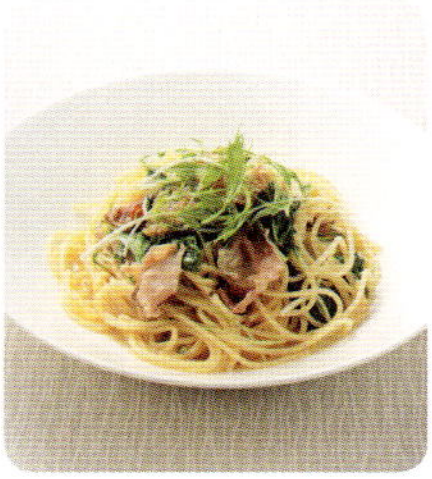

p.80

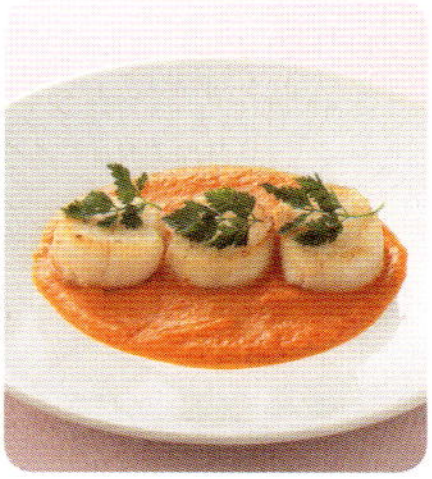

p.71

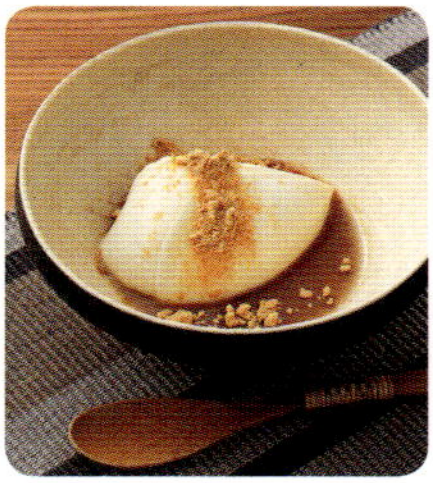

p.93

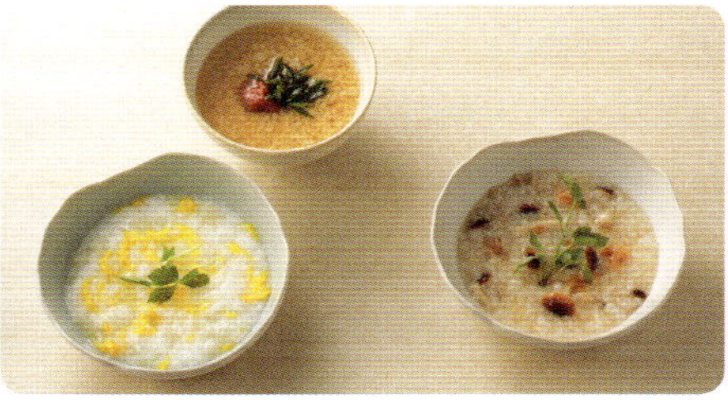

p.82

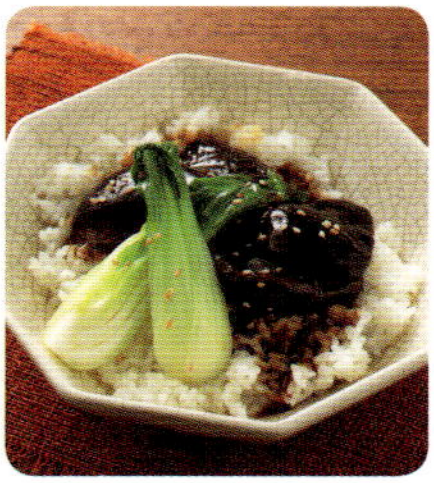

p.76

レシピの見方

春 夏 秋 冬　食材の旬に配慮した、料理のおすすめの季節。

元気　やさしく、ゆっくりとからだに元気をつける料理。からだが弱っているときに。

すっきり　老廃物の排出または水分代謝を促し、からだをすっきりさせる料理。便秘がち、消化不良のときにも。

さわやか　口あたりがさわやかな料理。からだをしゃきっとさせたいとき、ほてりを冷ましたいとき、味がわかりにくいときに。

めぐり　血や気のめぐりをよくする食材を含んだ料理。からだの循環をよくしたいときに。

食欲　食欲がないときにも食べやすい料理。消化しやすく、食欲を促進します。

あたため　からだをあたためてくれる料理。寒いと感じたり、からだが冷えているときに。

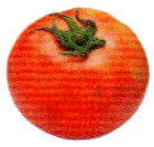

トマト➡p.104

アイコンのある食材は「野菜の選び方・食べ方」を参考に。

調味料　本レシピの材料には、塩は「天然（自然）塩」、砂糖は「きび糖」を使用しています。詳しくは「調味料の選び方」のページ（p.94）に記しています。より自然なものを使うことで、からだにやさしく栄養を補うことができます。また、食材本来のおいしさを引き出します。オリーブオイルは、酸度の低いエクストラバージン（EXV）オリーブオイルを使用しました。「オイル」と表記している場合は、EXVオリーブオイル、紅花油、菜種油などから、お好みのオイルを選んでください。

分量　本レシピの計量単位は、
小さじ1＝5mℓ（cc）
大さじ1＝15mℓ（cc）
1カップ＝200 mℓ（cc）

かんたん&からだがよろこぶ60品

スープ

キャベツと玉ねぎのスープ
なすとあさりのサフラン風味スープ
しじみとワカメとグリーンオリーブのスープ
とうもろこしのポタージュ 焼きとうもろこし添え
新玉ねぎのスープ ハーブ添え
ごぼうと松の実のスープ
かぶのポタージュ
きのこのスープ
豆腐と白きくらげのゆず風味スープ
百合根のすだち風味茶碗蒸し
梅干しの茶碗蒸し
即席みそ汁
即席とろろ昆布のお吸いもの
ふのり入り即席みそ汁

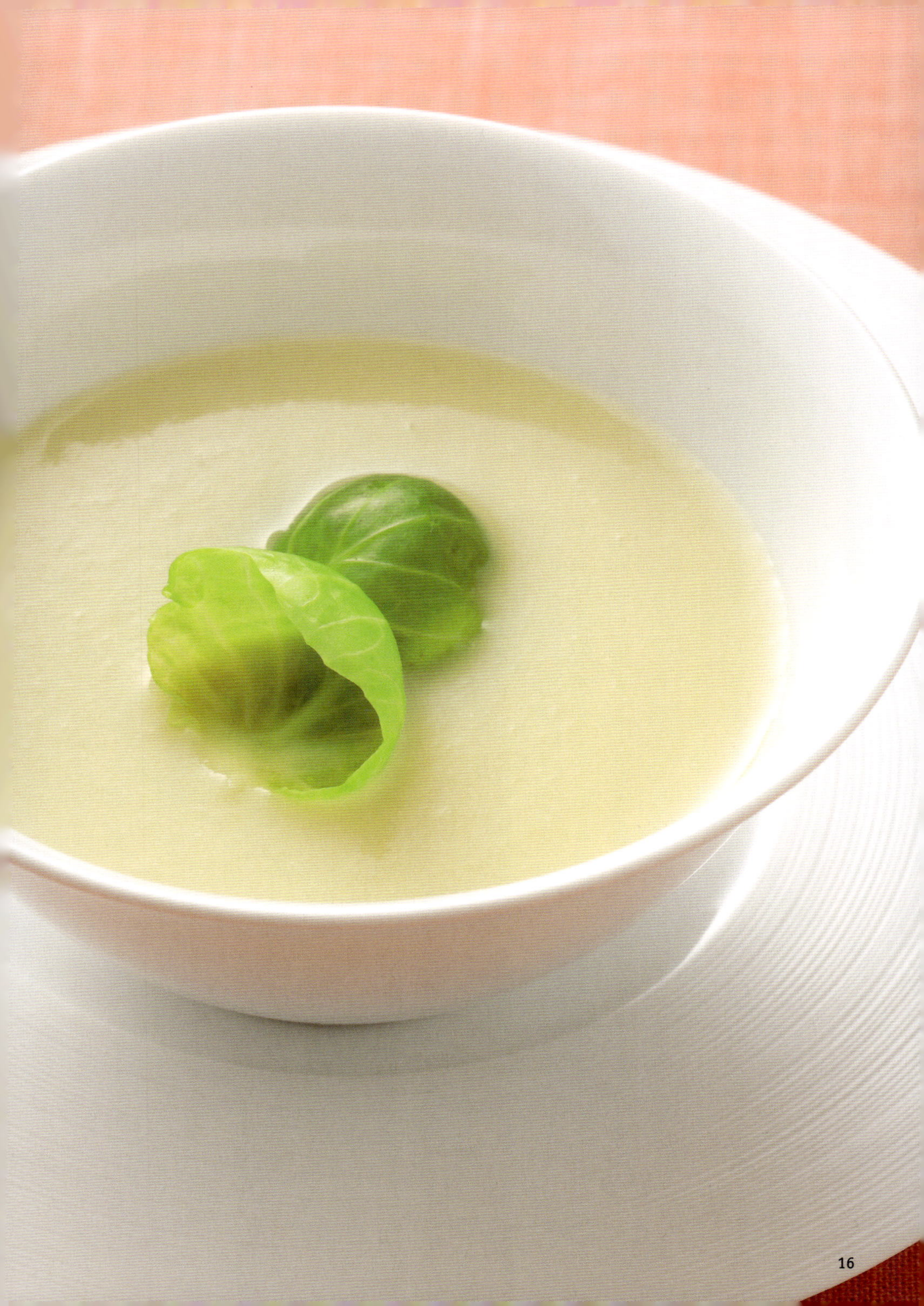

キャベツと玉ねぎのスープ

**やさしく元気をつけてくれるスープ。
消化力・体力が落ちているときにもおすすめです。**

材料（2人分）

キャベツ …… ¼個
玉ねぎ …… ¼個
鶏がらスープ …… 250mℓ
米 …… 小さじ1・½
飾り用芽キャベツ(お好みで) …… 1個
オイル …… 適量
塩 …… 適量
こしょう …… 適量

作り方

1 玉ねぎは薄切り、キャベツは一口大に切っておく。

2 中火で熱した鍋にオイルを入れ、玉ねぎをさっと炒めて弱火にして蓋をする。水分が出るまで蒸し煮にする。

3 2に洗った米、キャベツ、鶏がらスープを加えて蓋をし、さらに弱火で米が割れてキャベツが柔らかくなるまで火を通す。

4 3をミキサーにかけ、鍋に戻して塩、こしょうで味を調えて器に盛る。飾り用の芽キャベツは、さっと茹でて添える。

春 夏
秋 冬

元気
すっきり

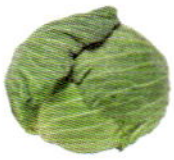

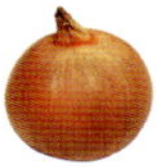

キャベツ➡p.100　玉ねぎ➡p.101

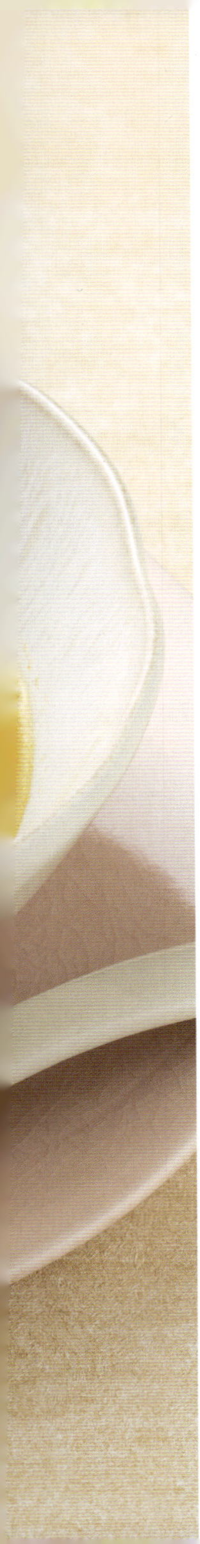

なすとあさりのサフラン風味スープ

体に熱がこもっているときに。
血のめぐりをよくし、水分代謝も促します。

材料（2人分）

なす(小) …… 2本
あさり …… 200g
トマト(小) …… 2個
玉ねぎ …… 1/2個
バジル …… 少々
だし汁 …… 1・1/2カップ
酒 …… 1/4カップ
サフラン …… 少々
EXVオリーブオイル …… 適量
塩 …… 適量
こしょう …… 適量

作り方

1 なすは乱切り、トマトはくし切り、玉ねぎは一口大に切っておく。あさりは、海水程度の濃度の塩水に3時間浸して砂抜きをする。

2 鍋にあさり、だし汁のうち1/4カップ、酒を入れて蓋をして火にかけ、火が通ったらあさりを取り出して汁を漉しておく。

3 鍋を火にかけてオリーブオイル大さじ2をひき、なすを加えて、中火で動かさずに焼く。焼き色がついたらひっくり返して少し焼き、軽く塩を振って鍋から取り出しておく。

4 3の鍋を再び中火で熱し、玉ねぎを炒める。玉ねぎがうっすら透明になったらサフランを加えてさらに炒め、トマト、2と残りのだし汁を入れて煮る。沸騰したら火を弱め、アクをとる。

5 なすとあさりを加えて塩で味を調えたら器に盛ってバジルを添え、お好みでこしょうを振る。

春 夏
秋 冬

すっきり
さわやか
めぐり

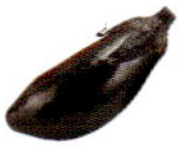

なす➡p.102

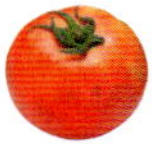

トマト➡p.104

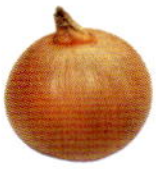

玉ねぎ➡p.101

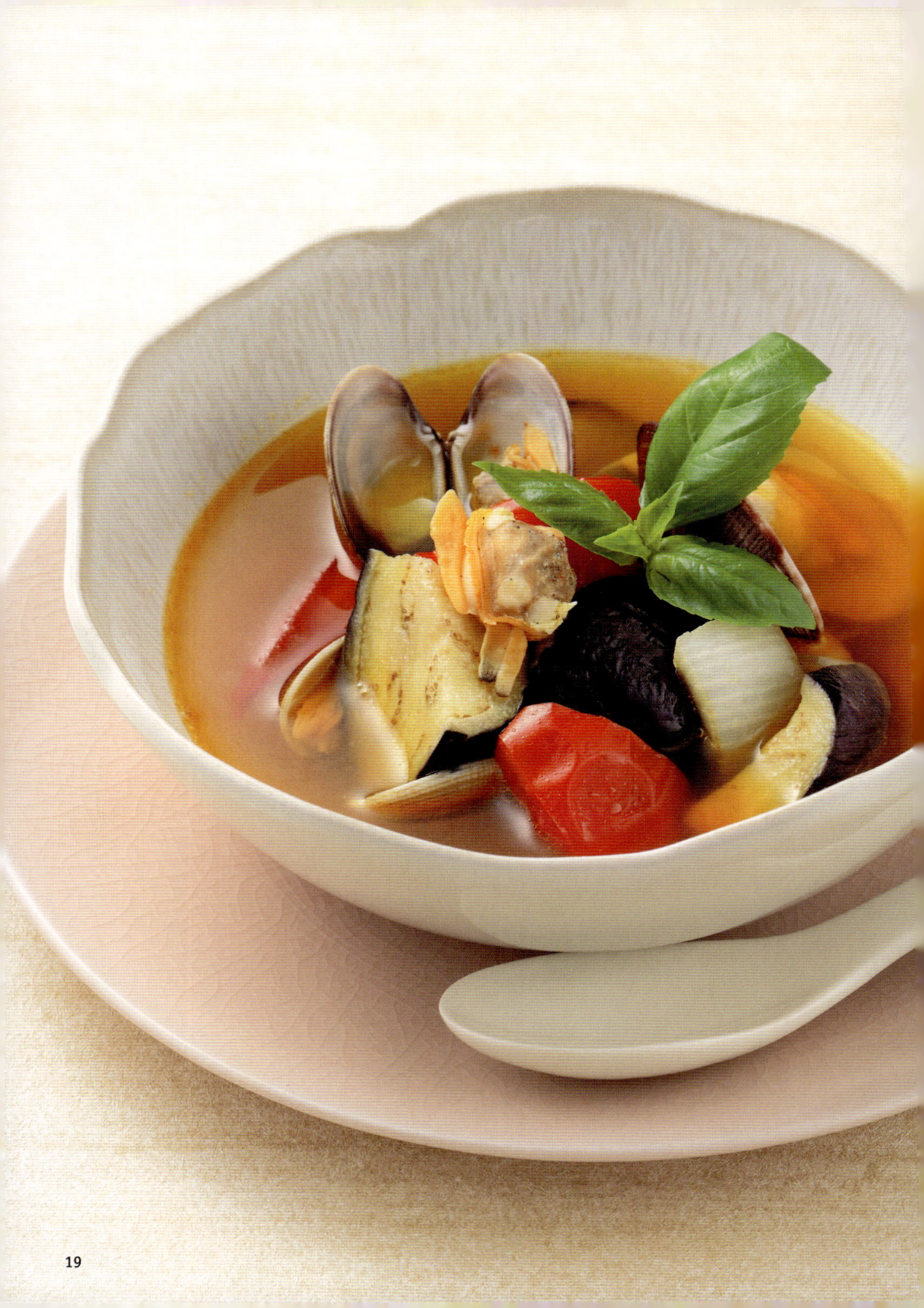

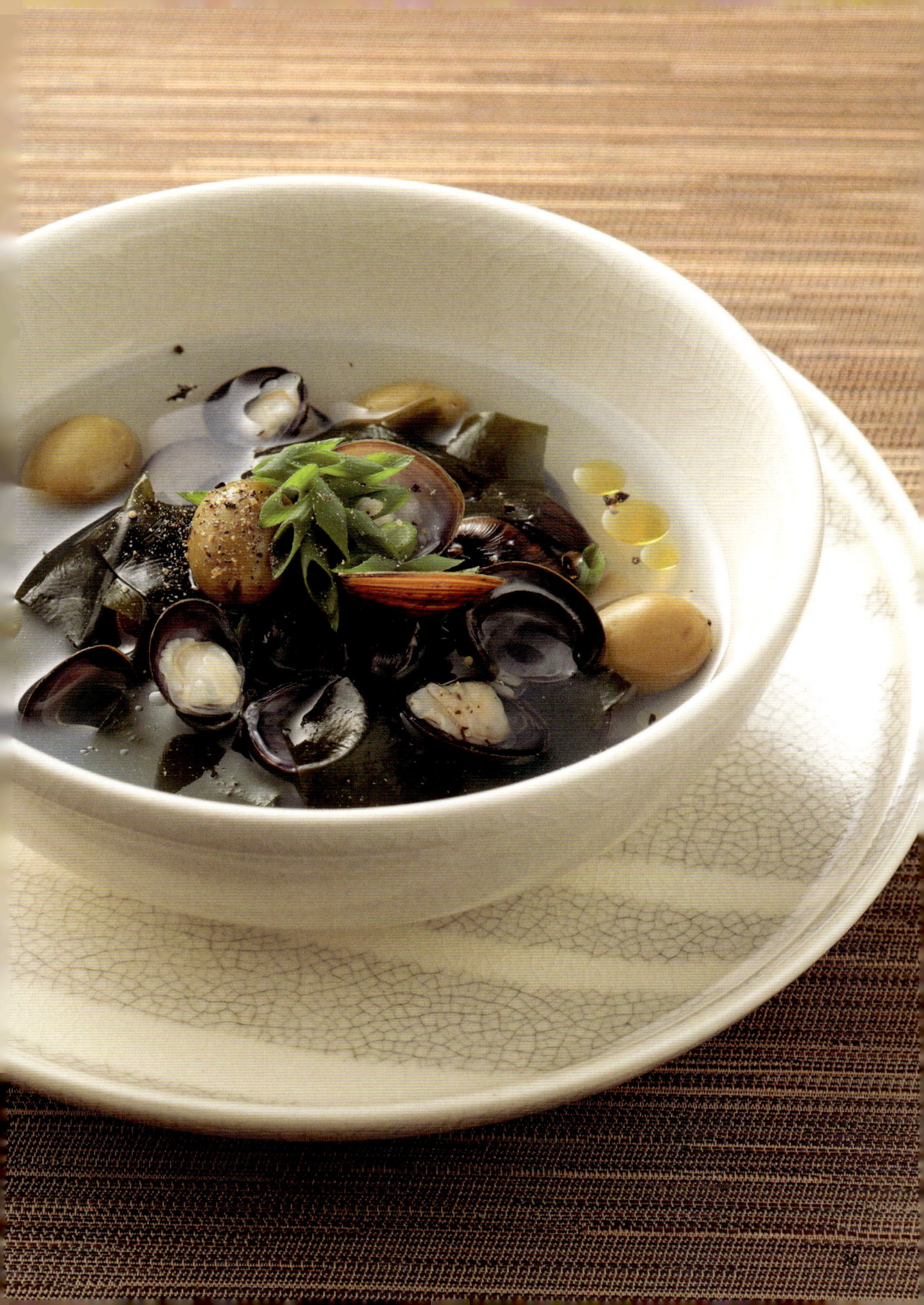

しじみとワカメと
グリーンオリーブのスープ

むくみがちでからだがほてっているときに、
熱を鎮めてくれます。

材料（2人分）

しじみ …… 300g
グリーンオリーブ …… 12個
ワカメ(乾燥) …… 少々
昆布 …… 5㎝
あさつき …… 1本
EXVオリーブオイル …… 適量
塩 …… 適量
黒こしょう …… 適量

作り方

1 鍋に水6カップと昆布を入れて2時間おく。しじみは1%の塩水に3時間浸して砂抜きをしてよく洗う。ワカメは水に戻し、あさつきは斜め小口切りにする。

2 1の鍋を弱火にかけ、昆布の周りに泡が出てきたら昆布を取り出す。沸騰したらしじみを加えて火を通し、ワカメを加える。

3 塩で味を調えて器に盛り、グリーンオリーブ、あさつきを散らし、オリーブオイル、黒こしょうを回しかける。

春 夏
秋 冬

すっきり
さわやか
めぐり

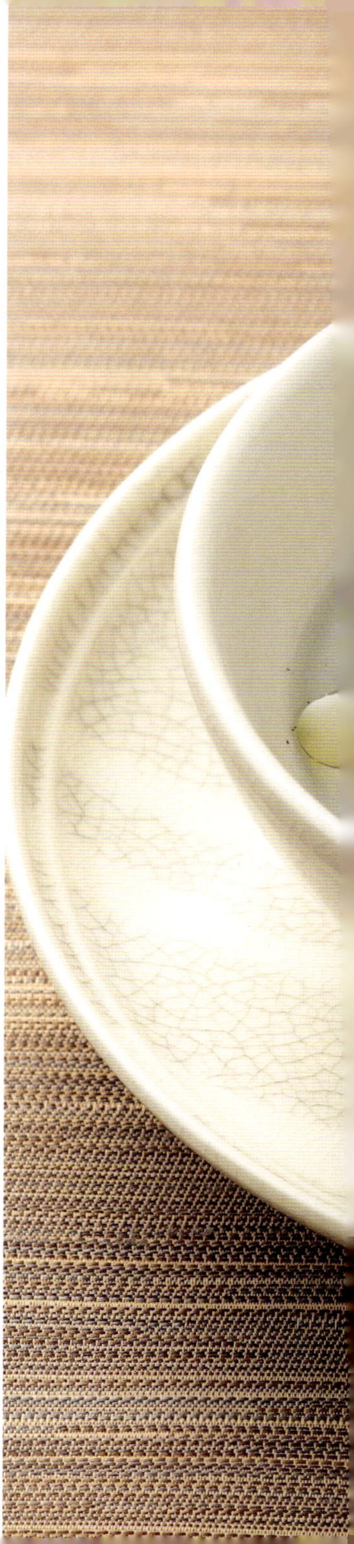

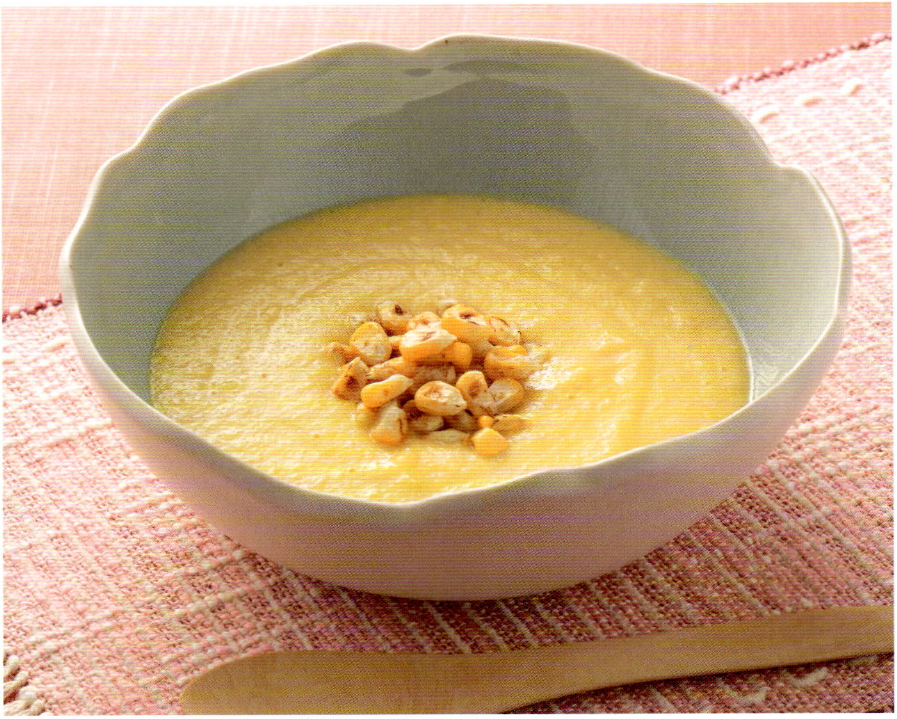

とうもろこしのポタージュ 焼きとうもろこし添え

とうもろこしは、滋養強壮の作用があります。
ひげもいっしょにいただくことで、水分代謝の効果がさらに上がります。

材料（2人分）

とうもろこし(大) …… 1本
玉ねぎ(小) …… 1/8個
米 …… 小さじ1/2
水 …… 350mℓ
オイル …… 適量
塩 …… 適量

作り方

1 とうもろこしの実を外し、ひげは細かく切っておく。玉ねぎは薄切りにする。
2 鍋を熱してオイルを入れ、玉ねぎを水分がなくなるまで弱火でゆっくり炒める。
3 とうもろこしの実3/4本分とひげを入れてさらに炒め、水、洗った米を加え、米がやわらかくなるまでアクを取りながら煮る。
4 3をミキサーにかけ、塩で味を調える。
5 残ったとうもろこしの実をフライパンで炒って焼きとうもろこしにし、塩で味を調える。器に4を注ぎ、焼きとうもろこしを盛る。

春 夏
秋 冬

すっきり
元気

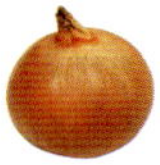

玉ねぎ➡p.101

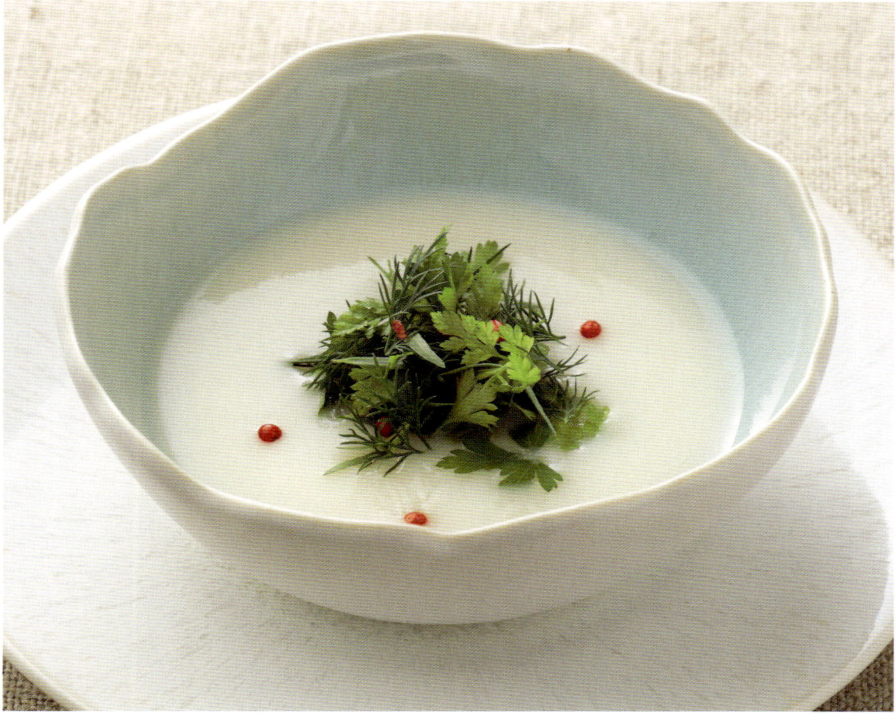

新玉ねぎのスープ ハーブ添え

フレッシュハーブをたっぷりのせたスープ。
体調に合わせてお好きな香りを選んでください。

材料（2人分）

新玉ねぎ …… 1・1/2個
米 …… 小さじ1・1/2
水 …… 2カップ
ディル、バジル、
チャービルなど
好みのハーブ（生）
…… 適量
オイル …… 適量
ピンクペッパー …… 適量
塩 …… 適量

作り方

1 玉ねぎは薄切りにする。
2 鍋を熱してオイルを入れ、玉ねぎを加えて弱火にして、色がつかないようにじっくり炒める。
3 洗った米を加えてさらに炒め、水を注ぐ。沸騰してきたらアクを取って蓋をし、火を弱めて米がやわらかくなるまで煮て火を止める。
4 3の粗熱をとり、ミキサーにかけ、鍋に漉し入れて温める。塩、こしょうで味を調えて器に注ぎ、ハーブをたっぷりのせてピンクペッパーを散らす。

春 夏
秋 冬

めぐり
あたため

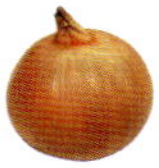

玉ねぎ➡p.101

ごぼうと松の実のスープ

ごぼうが腸の動きを促し、
松の実が皮膚や腸の乾燥を防ぎ、便通を促します。

材料（2人分）

ごぼう
……1/2本(約100g)
松の実……25g
米……大さじ2
鶏がらスープ……500mℓ
EXVオリーブオイル……適量
酢……適量
パプリカパウダー
(またはカイエンヌペッパー)
……適量
塩……適量

作り方

1 ごぼうは薄く輪切りにし、酢水に浸けておく。

2 鍋を熱してオリーブオイルを入れ、よく水気を切ったごぼうを弱火でしっかり炒める。洗った米、松の実、鶏がらスープ、塩少々を加えて中火にし、沸騰したら弱火にしてアクを取り、ごぼうがやわらかくなるまで30分ほど煮る。

3 ごぼうを浮身用に少量取り、残りは粗熱をとりミキサーにかけてピュレ状にする。

4 3を鍋に戻して火にかけて温め、塩で味を調える。器に盛って浮身をのせ、お好みでパプリカパウダーまたはカイエンヌペッパーなどを振る。

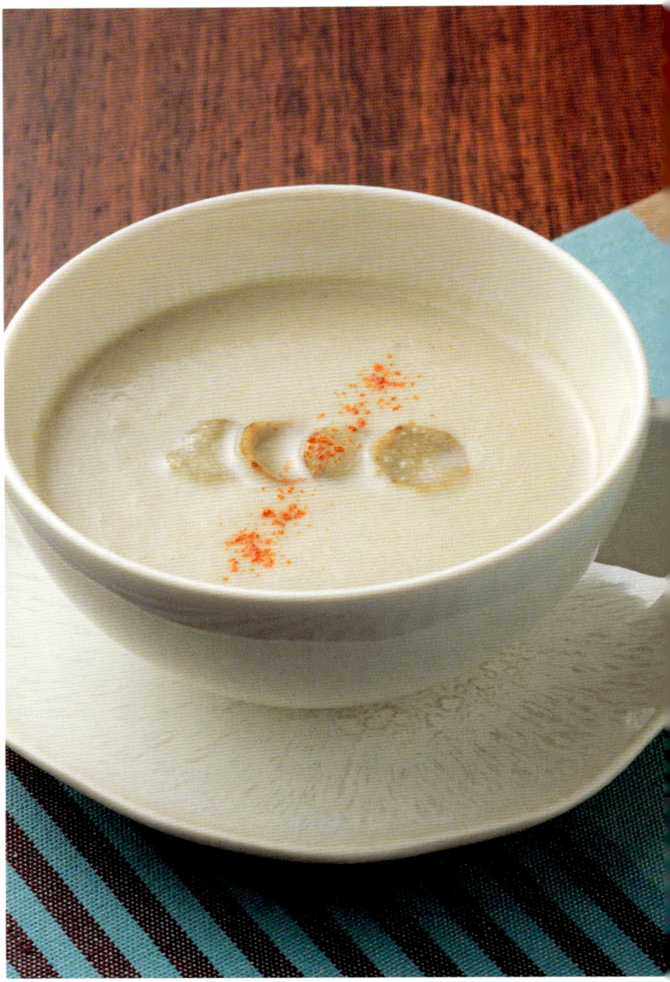

春 夏 秋 冬　すっきり

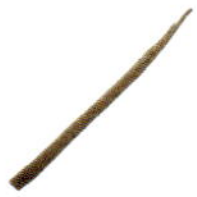

ごぼう➡p.100

かぶのポタージュ

温まりたいときにぴったりのスープ。
食欲がないときでも食べられます。

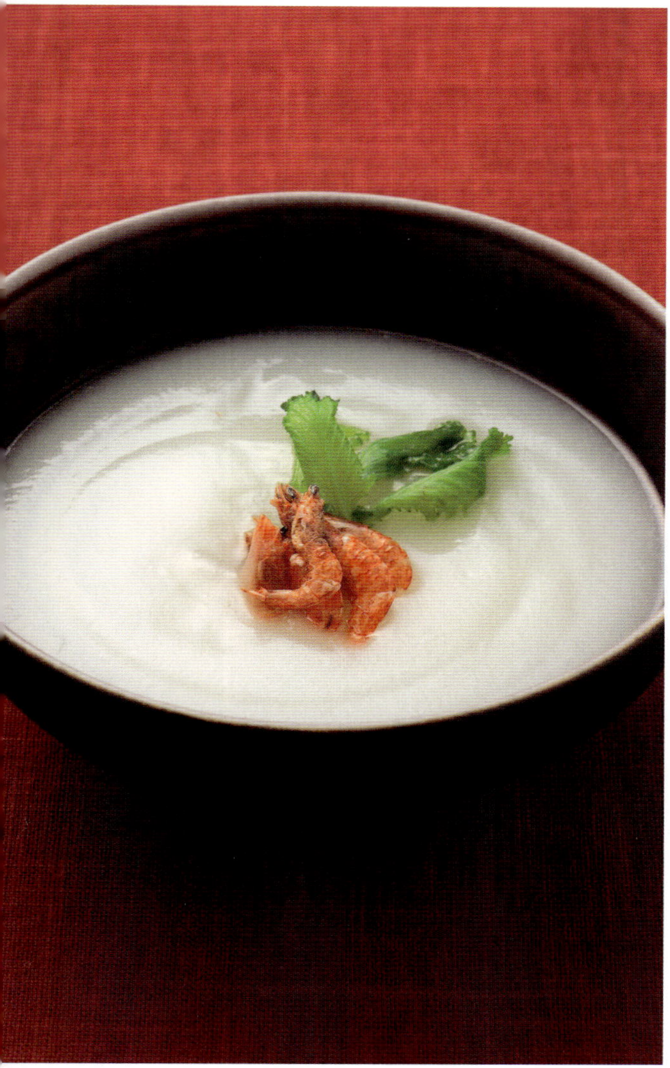

材料（2人分）

かぶ(大) …… 3～4個
かぶの葉 …… 適量
ごはん …… 20g
釜あげ桜えび …… 60g
お湯 …… 2カップ
塩 …… 適量

作り方

1. かぶを一口大に切る。葉は茹でて水を切り、茎は小口切りに、小さい葉は飾り用にとっておく。
2. 鍋にお湯、かぶ、ごはん、塩少々を入れて蓋をし、火にかける。
3. 2が沸騰してきたら火を弱め、ごはんが割れてやわらかくなるまで煮て火を止め、粗熱をとる。
4. 3をミキサーにかけ、鍋に戻して温め、塩で味を調え、熱いうちに器に注ぐ。釜あげ桜えび、かぶの葉と茎をのせる。

春 夏 秋 冬

すっきり
食欲
あたため

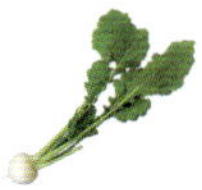

かぶ➡p.101

きのこのスープ

気力を養ってくれるきのこをたっぷりいただきます。
消化しやすい山芋は元気のもとにもなります。

材料（2人分）

しいたけ …… 3枚
えのき …… 1/2パック
まいたけ …… 1/2パック
山芋 …… 15㎝
鶏がらスープ …… 3カップ
ニンニク …… 少々
イタリアンパセリ …… 適量
EXVオリーブオイル …… 適量
塩 …… 適量
粗挽き黒こしょう …… 適量

作り方

1 しいたけは薄切り、えのきは4～5㎝の長さに切る。まいたけは房に分け、山芋はすりおろしておく。

2 鍋にオリーブオイルとみじん切りにしたニンニクを入れて弱火にかける。ニンニクが色づいてきたら、しいたけ、まいたけ、えのきの順に炒めて鶏がらスープを加えて煮る。沸騰したらアクをとる。

3 材料に火が通ったら塩で味を調えて器に盛り、おろした山芋、粗挽き黒こしょうをかけ、イタリアンパセリを添える。

春 夏 秋 冬

元気
すっきり

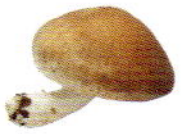

しいたけ➡p.101

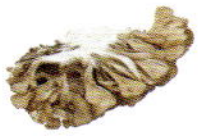

まいたけ➡p.100

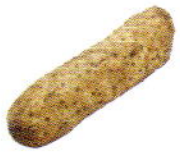

山芋➡p.102

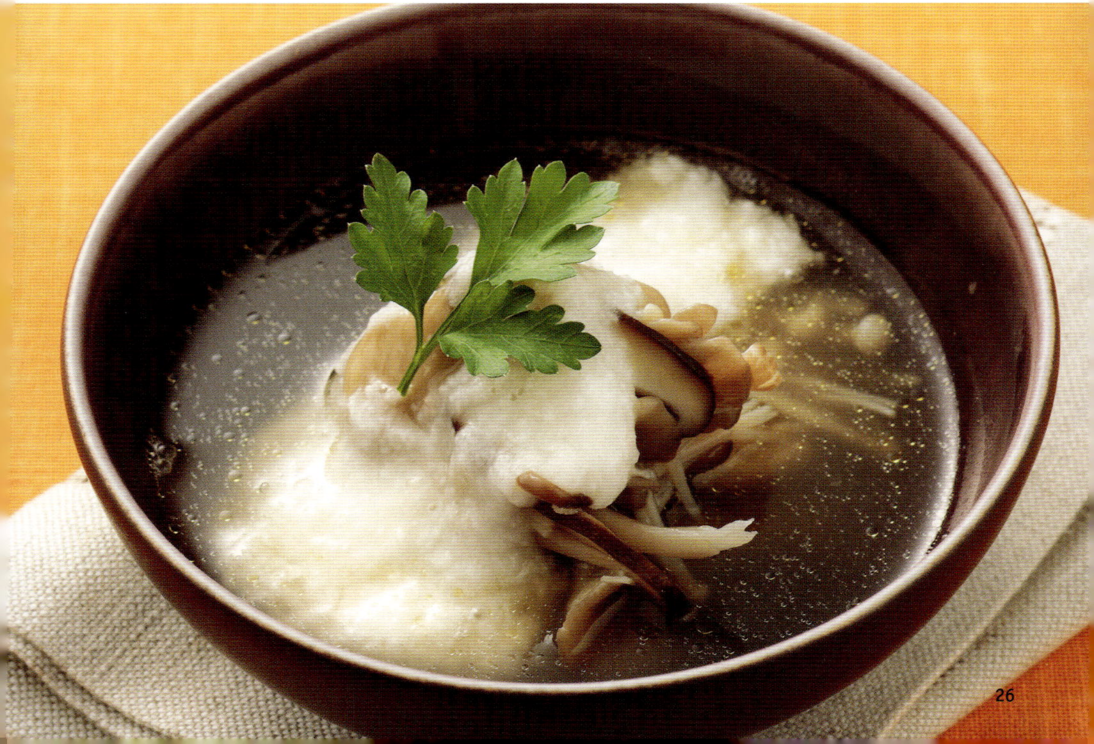

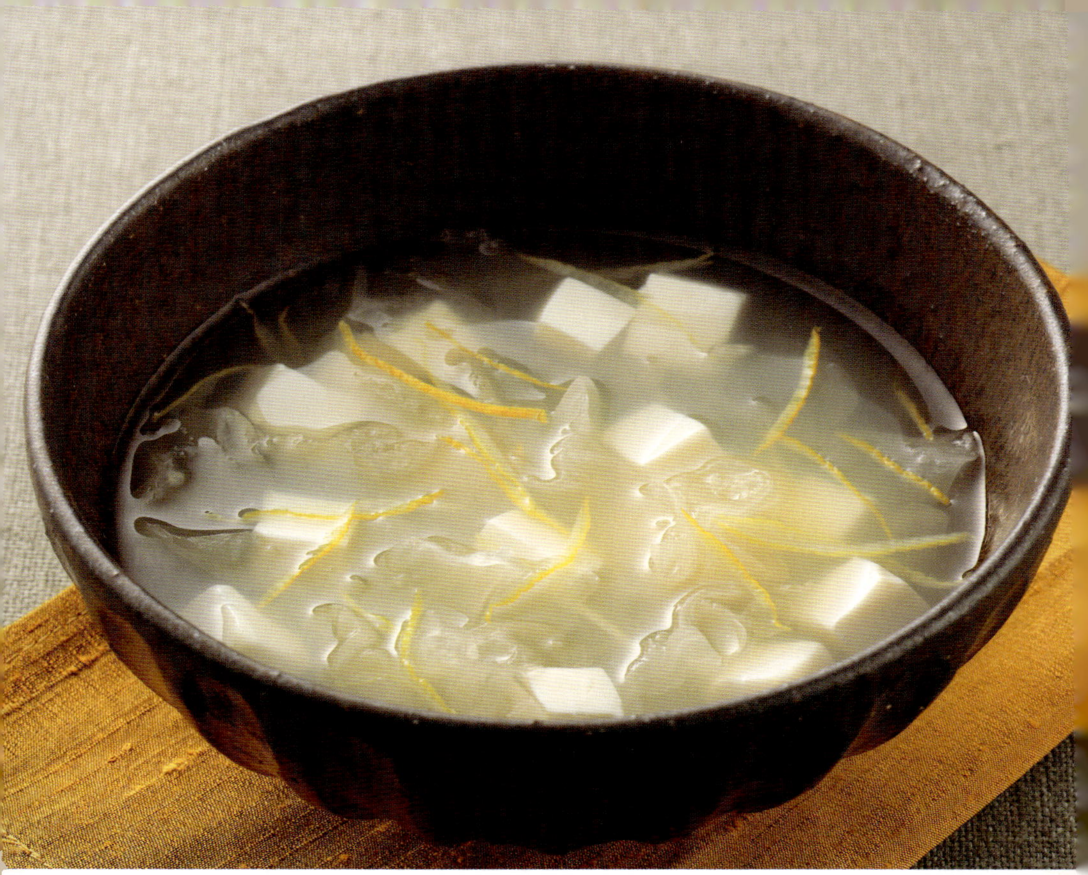

豆腐と白きくらげのゆず風味スープ

体にみずみずしさを取り戻してくれる白きくらげは、美肌にも効果的です。
ゆずの皮が、気のめぐりをよくし、からだを温めます。

材料（2人分）

- 絹ごし豆腐 …… 150g
- 白きくらげ(乾燥) …… 4g
- ゆず …… 1/2個
- 鶏がらスープ …… 2カップ
- EXVオリーブオイル …… 適量
- 塩 …… 適量
- 黒こしょう …… 適量

作り方

1 豆腐は1cm角に切り、白きくらげはたっぷりの水で戻して石づきを取る。ゆずは皮を千切りにし、汁は搾っておく。

2 鍋に白きくらげと鶏がらスープ、水500mℓを入れて蓋をし、火にかける。沸騰したら弱火にし、白きくらげがやわらかくなってとろみが出るまで煮る。途中、水分が足りなくなったら水を200～300mℓ足す。

3 豆腐を入れて温まったら塩で味を調え、ゆずの皮と搾り汁を加える。お好みでオリーブオイル、黒こしょうをかける。

春 夏 秋 冬

すっきり
食欲

百合根のすだち風味茶碗蒸し

さっぱりした味わいの茶碗蒸し。
すだちの香りと百合根が気分を安定させてくれます。

材料（2人分）

- 百合根 …… ½個
- すだち …… 1個
- 卵 …… 1個
- だし汁 …… 185mℓ
- EXVオリーブオイル …… 小さじ2
- 塩 …… 適量

作り方

1. 百合根は洗って1片ずつ外し、きれいにしておく。オリーブオイルにすだちの皮のすりおろし、搾り汁を入れて混ぜ合わせる。
2. 卵を溶いて、冷ましただし汁を加え、塩で味を調える。
3. 器に百合根を入れて2を流し込み、蒸気のあがったセイロ（または蒸し器）に入れる。強火で1分、弱火で約8分蒸しあげる。
4. 3に1のオリーブオイルを回しかける。

春　夏　秋　冬

食欲

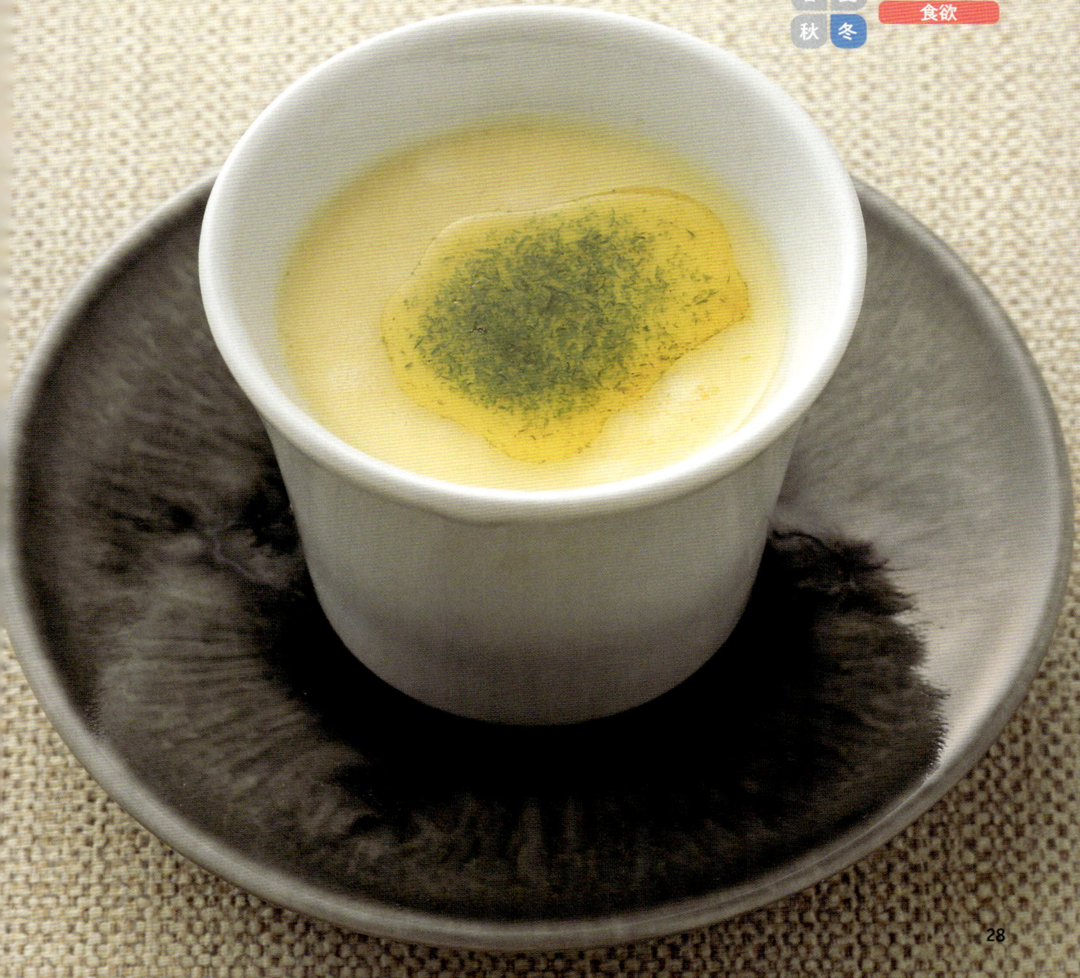

梅干しの茶碗蒸し

体調に合わせて、温かく、もしくは冷やしてもおいしくいただけます。
のどごしがよく、やさしく元気をつけてくれます。

材料（2人分）

- だし汁 …… 185mℓ
- 卵 …… 1個
- 梅干し(大) …… 2個
- 飾り用芽ねぎ …… 適量
- 飾り用梅干し …… 適量
- 塩 …… 適量

作り方

1. 梅干しは種を取っておく。
2. 卵を溶いてだし汁を加え、塩で味を調える。
3. 器に梅干しを1個ずつ入れて2を流し込み、蒸気のあがったセイロ（または蒸し器）に入れて強火で1分、弱火で約8分蒸しあげる。
4. 蒸しあがったら残りの梅干しをのせ、芽ねぎを添える。

春　夏　秋　冬

食欲　あたため

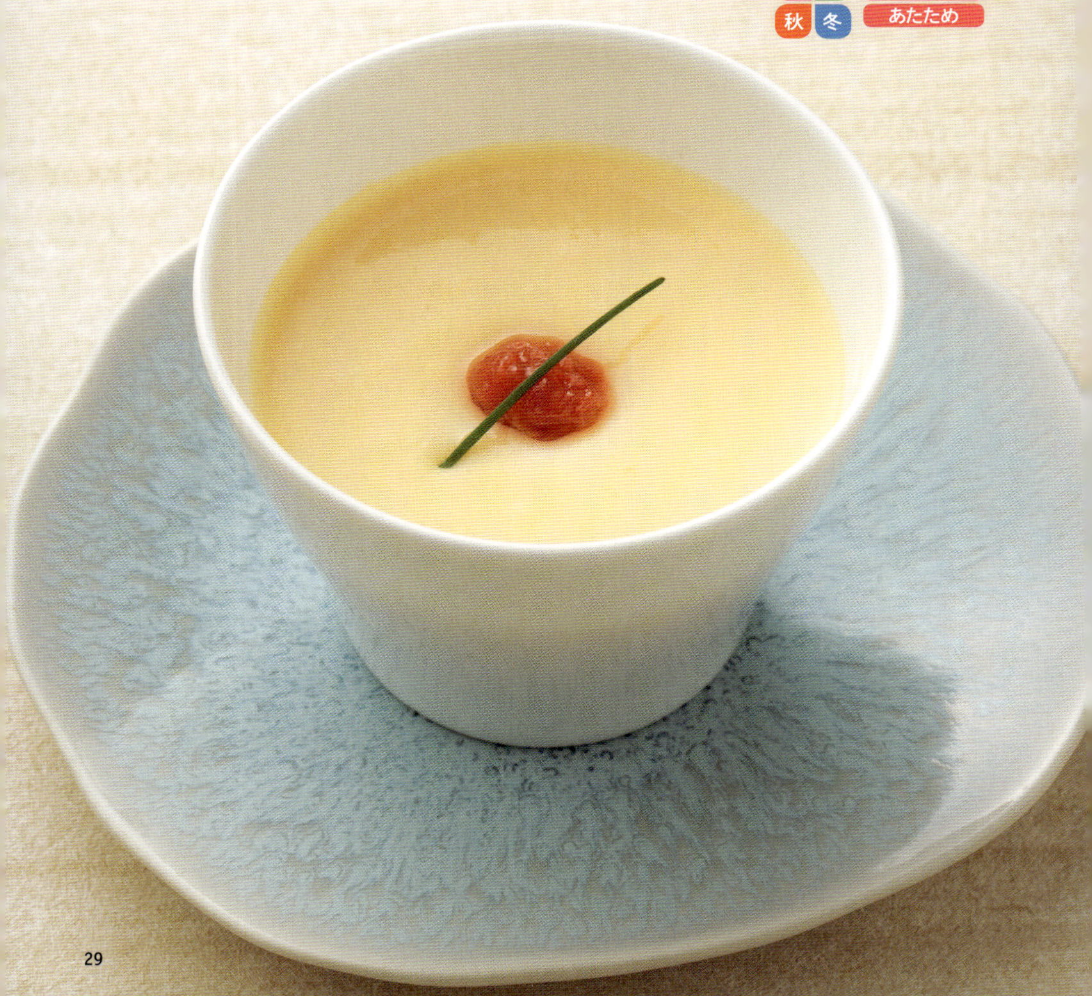

即席みそ汁

簡単な即席みそ汁。インスタントよりも
ずっとおいしく、鰹節も食べられるので体にもよいです。

材料（1杯分）

- 熱湯 …… 180～200mℓ
- 味噌 …… 大さじ1
- 鰹節 …… 一つかみ
- 万能ねぎ …… 適量

作り方

1 万能ねぎを小口切りにする。

2 お椀に鰹節、味噌を入れ、熱湯を注ぎながら溶きのばす。万能ねぎを散らす。

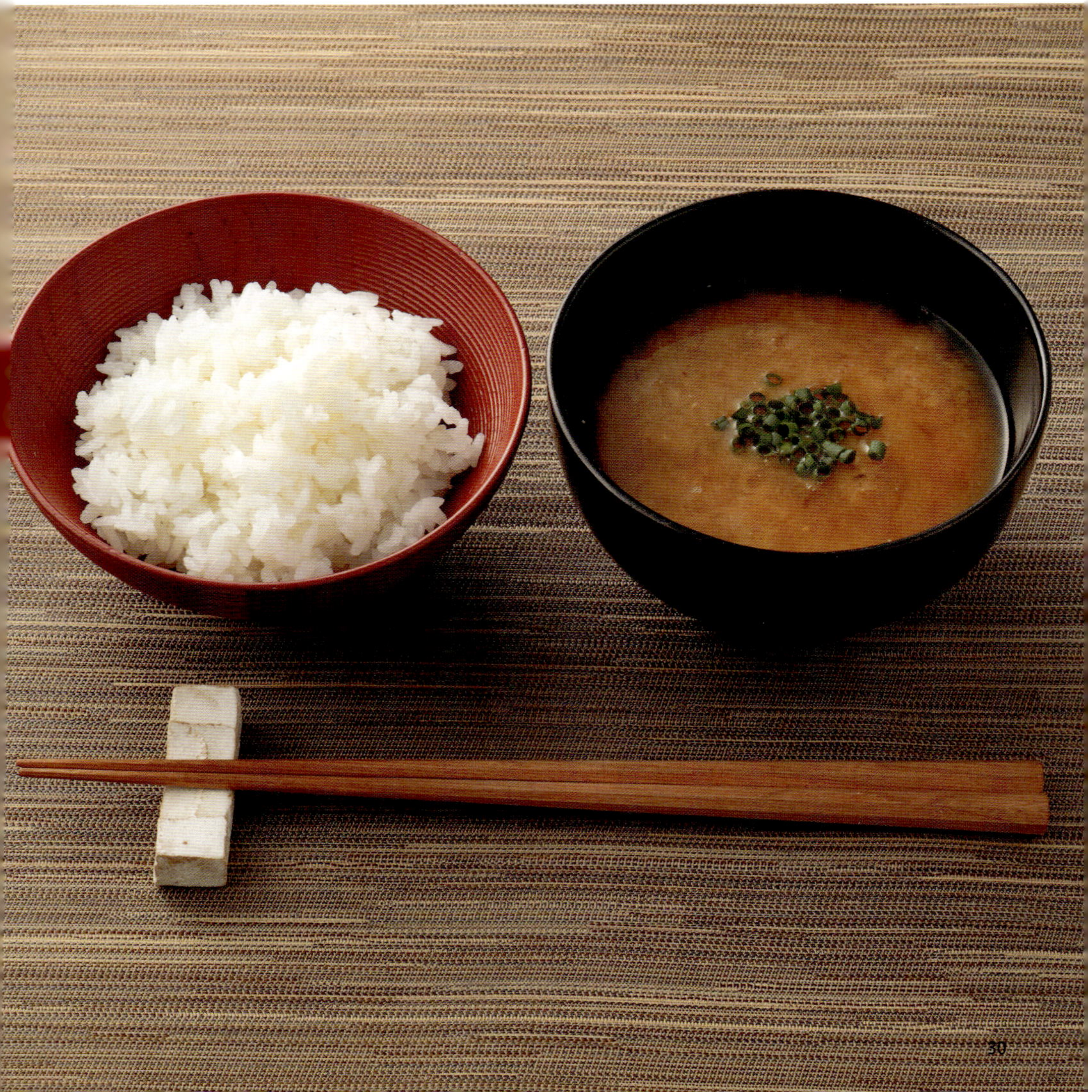

即席とろろ昆布のお吸いもの

簡単自家製だし醤油を使った即席のお吸いものです。
風味がよく、食物繊維もたっぷりです。

材料（1杯分）

熱湯 …… 180〜200mℓ
自家製だし醤油(p.56参照)
…… 大さじ½
とろろ昆布 …… 一つかみ
三つ葉 …… 適量

作り方

1 お椀にとろろ昆布、だし醤油、熱湯を注ぎ、三つ葉を添える。

春 夏
秋 冬
すっきり

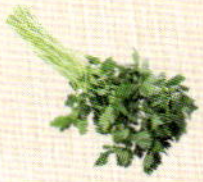

三つ葉➡p.104

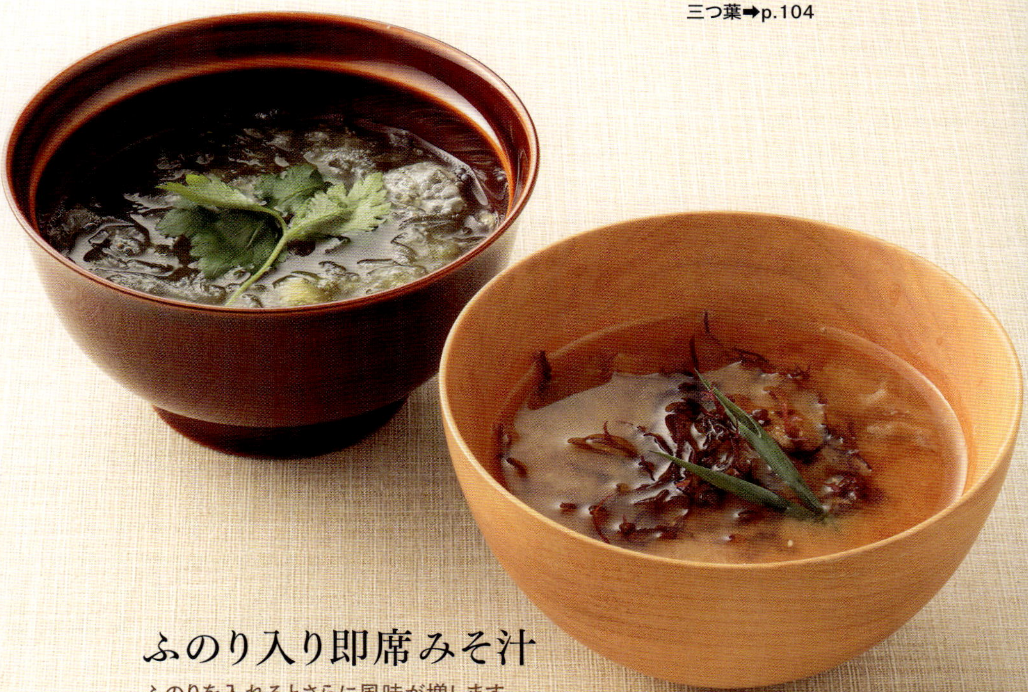

ふのり入り即席みそ汁

ふのりを入れるとさらに風味が増します。
青のりや岩のりを入れてもおいしくいただけます。

材料（1杯分）

熱湯 …… 180〜200mℓ
味噌 …… 大さじ1
乾燥ふのり …… 一つまみ
鰹節 …… 一つかみ
万能ねぎ …… 適量

作り方

1 ふのりは洗って戻しておく。万能ねぎは小口切りにしておく。
2 お椀にふのり、鰹節、味噌を入れ、熱湯を注ぎながら溶きのばします。万能ねぎを散らす。

鶏スープのとり方

鶏スープは、鶏がらではなく骨付き肉からとると、そのまま具として食べることができます。余分な脂を落としたクセのないスープですので、最初はポトフに（p.72参照）、その後は具や香辛料で変化をつけることができます。本書のレシピに出てくる鶏がらスープにも、このスープを使ってみてください。おいしく仕上がります。時間のあるときにまとめて作って冷凍しておけば便利です。

煮て作る鶏スープ

煮る前に鶏肉をさっと湯通しすることで、汚れや臭みを取ってうまみを閉じ込めます。すっきりとした味わいの、澄んだスープに仕上がります。

材料（5人分）

鶏骨付きもも肉のぶつ切り …… 2本分
ニンニク(小) …… 1片
しょうが …… 20g
長ねぎの青い部分 …… 6㎝
水 …… 2.5ℓ
塩 …… 適量

作り方

1 鍋にたっぷりの湯を沸かし、鶏肉を入れ、表面が白くなったら取り出す（写真1）。

2 別の鍋に水、1の鶏肉、皮をむいたニンニク、薄切りにしたしょうが、長ねぎを入れて強火にかける。沸いてきたら火を弱め、表面が軽くポコポコと沸く程度の火加減で約1時間じっくり煮る（写真2）。

3 スープの表面に浮いた脂を丁寧にすくって捨て、鍋肌についたアクをしっかり拭う。ニンニク、しょうが、長ねぎを取り出して塩を加え、薄味に調える。スープが透明になり、味がしっかり出たら出来上がり。

鶏スープの保存法

鶏肉とスープは、いっしょに保存用ポリ袋などに小分けして入れ、冷凍庫で保存。冷凍で約2～3週間、冷蔵なら3日は保存可能。

1

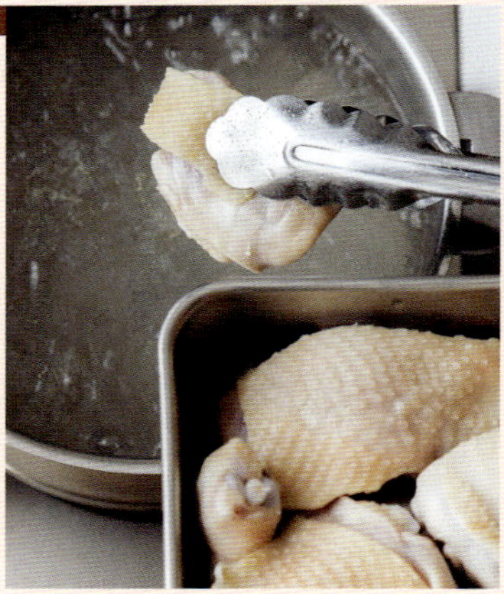

2

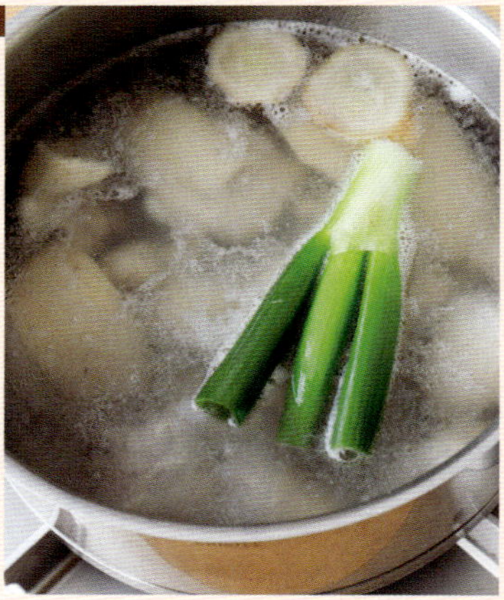

焼いて作る鶏スープ

最初に鶏肉を焼くことで、より香ばしいスープに。
焼くときに余分な脂をしっかり出すのがポイントです。

材料（5人分）

鶏骨付きもも肉のぶつ切り …… 2本分

★ブーケガルニ
　タイム …… 1枝
　ローリエ …… 1/2枚
　セロリの葉 …… 1枝分

水 …… 2.5ℓ
オイル …… 適量
塩 …… 適量

作り方

1 鶏肉に塩を振り、20分ほどおいてから水気をよくふき取る。ブーケガルニの材料は、まとめてたこ糸でしばっておく。

2 フライパンを熱してオイルをひき、1の鶏肉を入れて皮目から表面全体に焼き色がつくまで中火で焼く（写真1）。

3 鍋に水と2の鶏肉を入れて強火にかける。沸いてきたらアクを取り、ブーケガルニを加えて火を弱め、表面が軽くポコポコと沸く程度の火加減で約1時間じっくり煮る（写真2）。

4 スープの表面に浮いた脂を丁寧にすくって捨て、鍋肌についたアクをしっかり拭う。ブーケガルニを取り出して塩を加え、味を調える。スープが透明になり、味がしっかり出たら出来上がり。

1
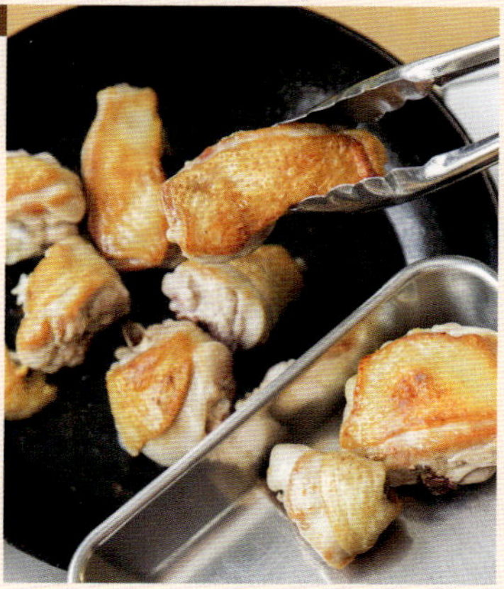

2
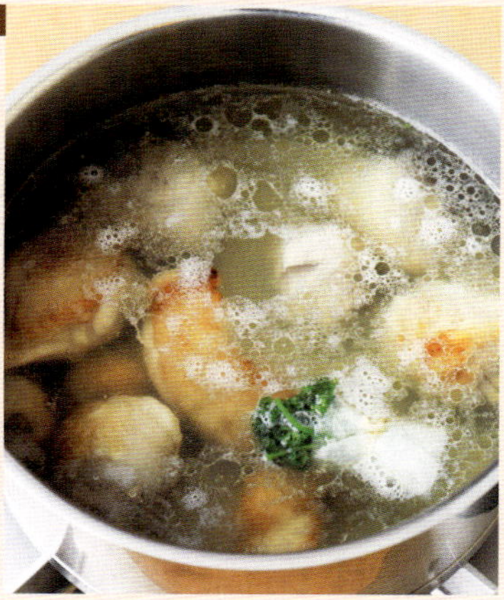

市販の鶏がらスープ

忙しいときや疲れているときは、天然素材から作られた冷凍のスティックタイプなどが便利。

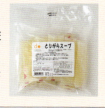

鶏がらを煮出して塩だけで味つけした「とりがらスープ」（大地を守る会）

一番だしのとり方

料理の基本となる一番だし。だしの風味がきいていれば、薄味でも満足でき、料理の幅も広がります。昆布をしばらく水に浸してから火にかけるやり方もありますが、はさみで数か所切り込みを入れておけば、だしが出やすくなります。

1

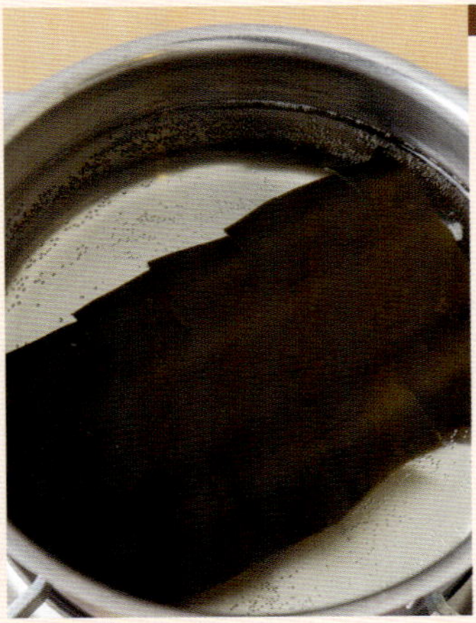

2

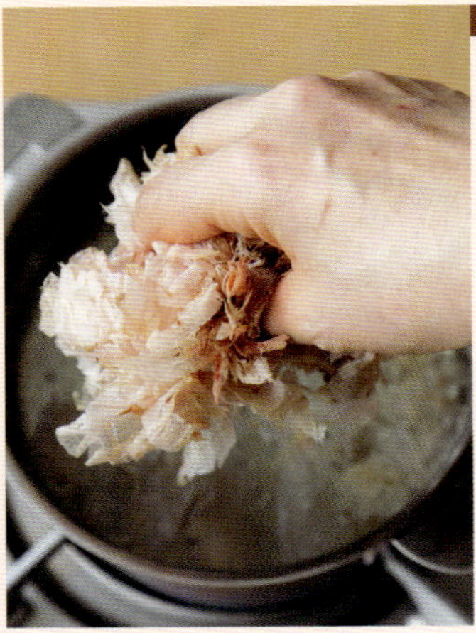

材料（仕上がり約5カップ分）

だし昆布 …… 10㎝
鰹削り節 …… 20g
水 …… 5カップ

作り方

1 昆布は、はさみで数か所切り込みを入れておく。

2 鍋に水と1の昆布を入れてごく弱めの火にかける。昆布がしっかり戻り、まわりに泡が出てきたら昆布を引き上げる（写真1）。

3 沸騰直前に2に鰹削り節を加え、沸騰したら火を止める（写真2）。

4 しばらくおいて削り節が沈んだら、漉し器で漉す。

市販のだしパック

手軽に使えるだしパックは、具材といっしょに煮出すタイプのものだとすぐに料理ができて便利。鰹と昆布だけのだしパックは万能。

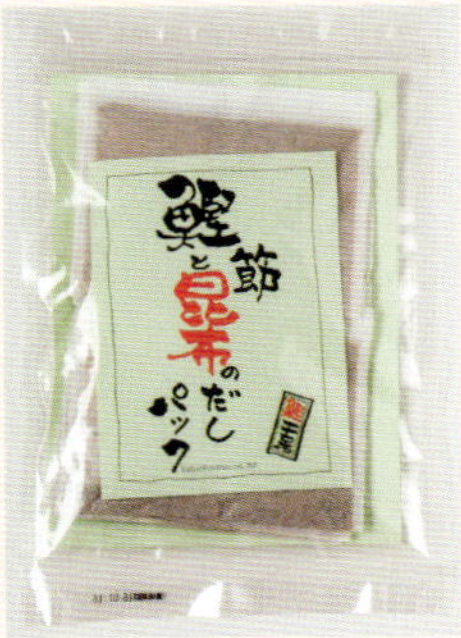

鰹節80％、昆布20％のだしパック（鰹工房）

かんたん&からだがよろこぶ60品

小鉢・サラダ

ごぼうとしいたけのソテー
キャベツと鶏ささみのサラダ
セロリとザーサイ漬けの炒めもの
ひじきとパプリカのサラダ
湯葉とワカメの酢のもの
焼きしいたけと湯葉のサラダ
キャベツの蒸し煮サラダ
ブロッコリーの卵あんかけ
かぶのクリーム煮
れんこんと松の実のサラダ
キヌア入りミニトマトのサラダ
キヌア入りかぶとなめこのサラダ
梨と柿と春菊のサラダ
金柑と大根と三つ葉のサラダ
キャベツのオリーブオイル味噌和え
ホウレン草のお浸し
青菜炒め
きゅうりの炒めもの

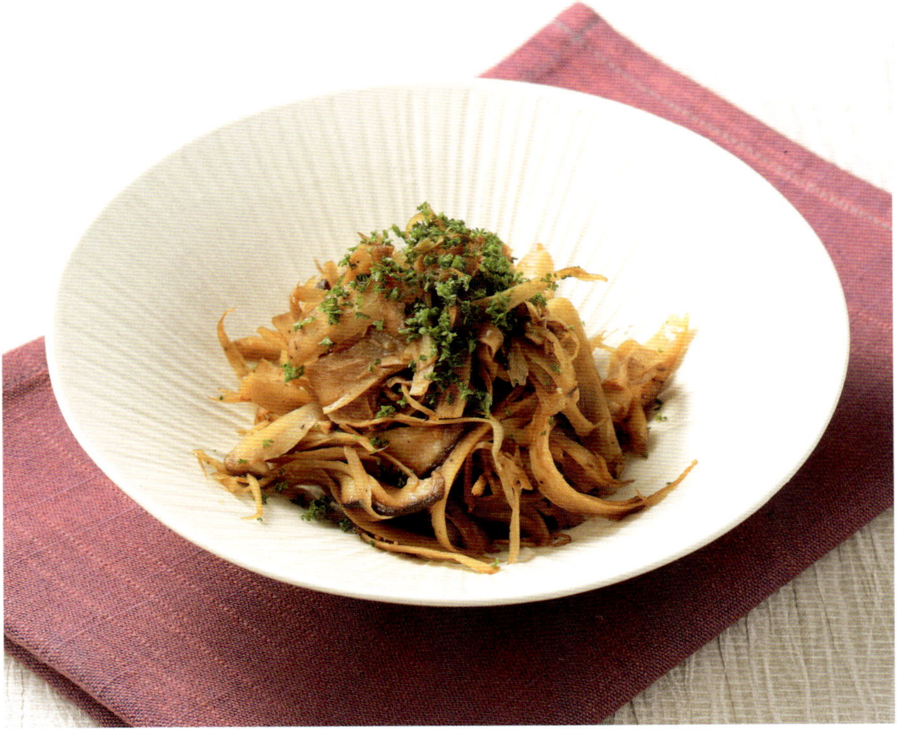

ごぼうとしいたけのソテー

ごぼうは、便秘によいだけでなく、咳や痰を鎮める効果もあります。
バルサミコ風味でコクを出しながらさっぱり仕上げます。

材料（2人分）

ごぼう …… 1/2本(約100g)
しいたけ …… 3枚
パセリみじん切り
…… 大さじ1/2
バルサミコビネガー
…… 大さじ1・1/2
(または黒酢
大さじ1・1/2+みりん大さじ1)
EXVオリーブオイル
…… 適量
塩 …… 適量
こしょう …… 適量

作り方

1 ごぼうは洗ってささがきにし、しいたけは石づきをとって細切りにする。

2 フライパンを熱してオリーブオイルをひき、ごぼうとしいたけを炒める。しんなりしてきたらバルサミコビネガーを加えて水分がとぶまで炒める(必要に応じてみりんで甘みを加える)。塩とこしょうで味を調え、パセリを散らす。

春 夏
秋 冬

すっきり

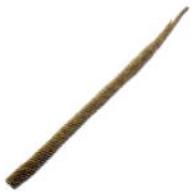

ごぼう➡p.100

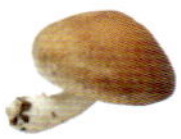

しいたけ➡p.101

キャベツと鶏ささみのサラダ

胃腸が弱っているときにぴったりの組み合わせです。
ディルを添えることで、キャベツの甘味がひき立ちます。

材料（2人分）

- キャベツ …… 1/6個
- 鶏ささみ …… 1本
- ディル …… 1本
- バルサモビアンコ …… 大さじ2（または酢大さじ1＋きび糖小さじ1）
- EXVオリーブオイル …… 大さじ1/2
- 酒 …… 大さじ1/2
- 塩 …… 適量

作り方

1 キャベツは一口大に切り、鶏ささみは塩を振って10分くらいおく。ディルは細かくちぎっておく。

2 鍋にお湯を沸かして酒を入れる。鶏ささみを火が通るまで茹でて冷水にとって冷ます。水気をよくふき取り、細かく裂く。

3 キャベツに塩少々を振って全体になじませ、水気が出たらよく拭き取る。

4 3のキャベツの塩加減を見て足りないようだったら塩を足し、2のささみと混ぜ、オリーブオイルとバルサモビアンコ（p.94参照）で和える。ディルも加えて混ぜ合わせ、器に盛る。

春　夏　秋　冬

元気
すっきり

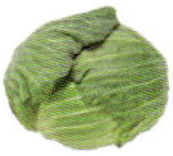

キャベツ➡p.100

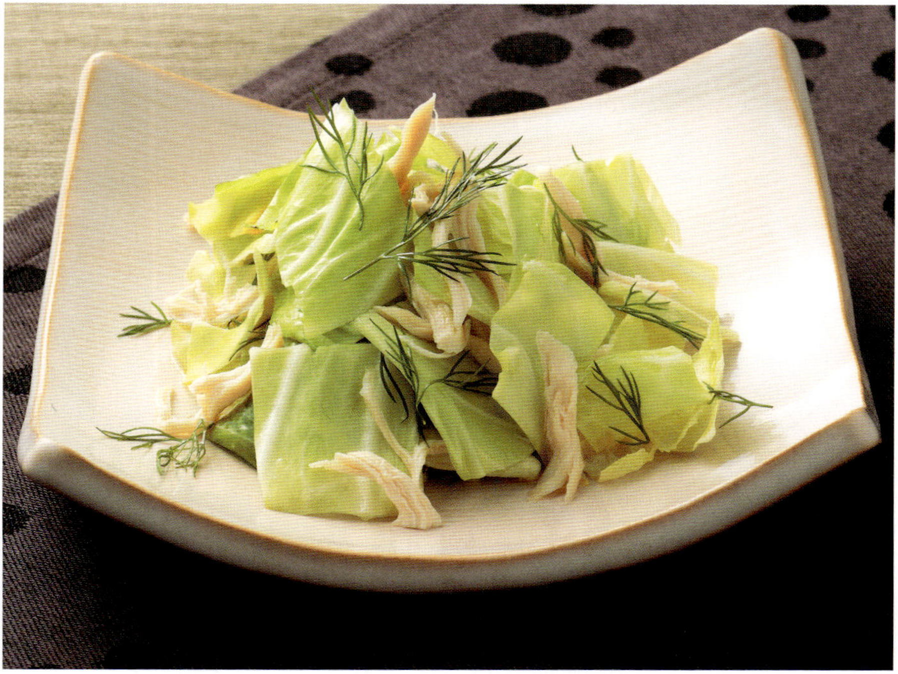

セロリとザーサイ漬けの炒めもの

熱を冷まし、血のめぐりをよくしてくれるセロリ。
歯ごたえを残すように炒めるのがポイントです。

春 夏
秋 冬

さわやか
めぐり

材料（2人分）

セロリ(大) …… 1本
ザーサイ漬け …… 50g
ごま油 …… 小さじ1
塩(または薄口醤油)
…… 適量

作り方

1 セロリは斜め薄切りにする。ザーサイ漬けは塩が強すぎれば薄切りにし、水に浸けて塩抜きしておく。

2 フライパンを熱してごま油をひき、セロリをさっと炒める。ザーサイも加えて塩（または薄口醤油）で味を調える。

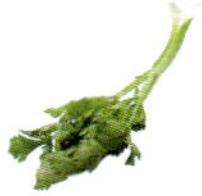

セロリ➡p.103

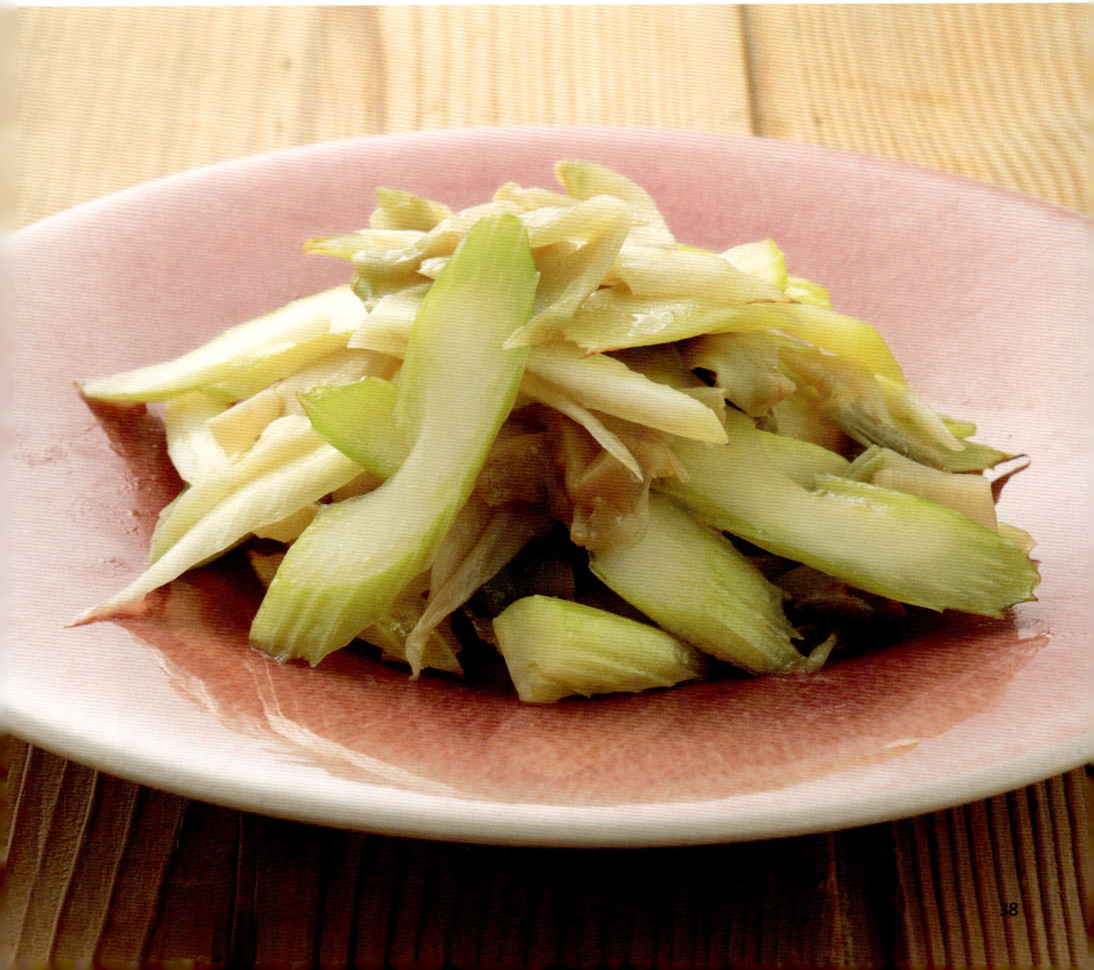

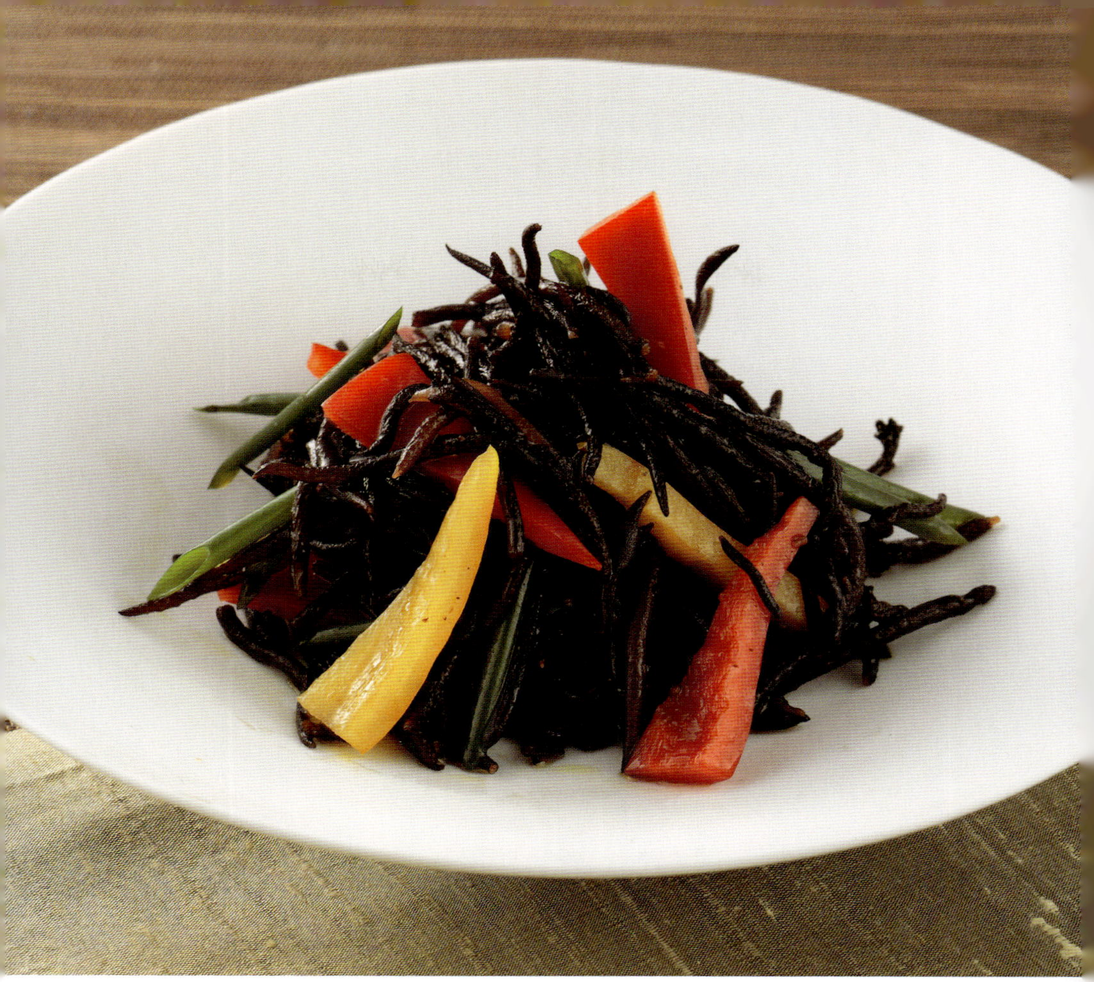

ひじきとパプリカのサラダ

ひじきは、からだの熱を冷まし、血を作るのを助けてくれます。

材料（2人分）

- ひじき（乾燥）…… 8g
- パプリカ（大　赤・黄）…… 各1/4個
- あさつき（万能ねぎ）…… 2本
- ぽん酢 …… 大さじ2
- EXVオリーブオイル …… 小さじ2
- 塩 …… 適量

作り方

1 ひじきはたっぷりの水で戻して湯通しする。パプリカは一口大に、あさつきは5cmの長さに斜めに切る。

2 ぽん酢をオリーブオイルと混ぜ合わせておく。

3 しっかり水気を切ったひじき、パプリカ、あさつきを2で和え、塩で味を調える。

春　夏
秋　冬

元気
さわやか

湯葉とワカメの酢のもの

老廃物の排出を促してくれるワカメ。しょうがをいっしょに食べれば
からだを冷やしすぎずにめぐりをよくし、効果的です。

材料（2人分）

生湯葉 …… 50g
（乾燥の場合は水に戻して使用）
塩蔵ワカメ …… 20g
しょうがの甘酢漬け（p.57参照）
…… 大さじ2～3

作り方

1 ワカメは水に戻してさっと湯通しし、冷水に取る。筋をとって3cm角に切る。

2 5mm幅に切った湯葉とワカメ、しょうがの甘酢漬けを和える。

春　夏
秋　冬

すっきり
さわやか
食欲

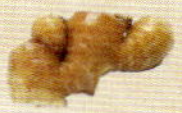

しょうが➡p.102

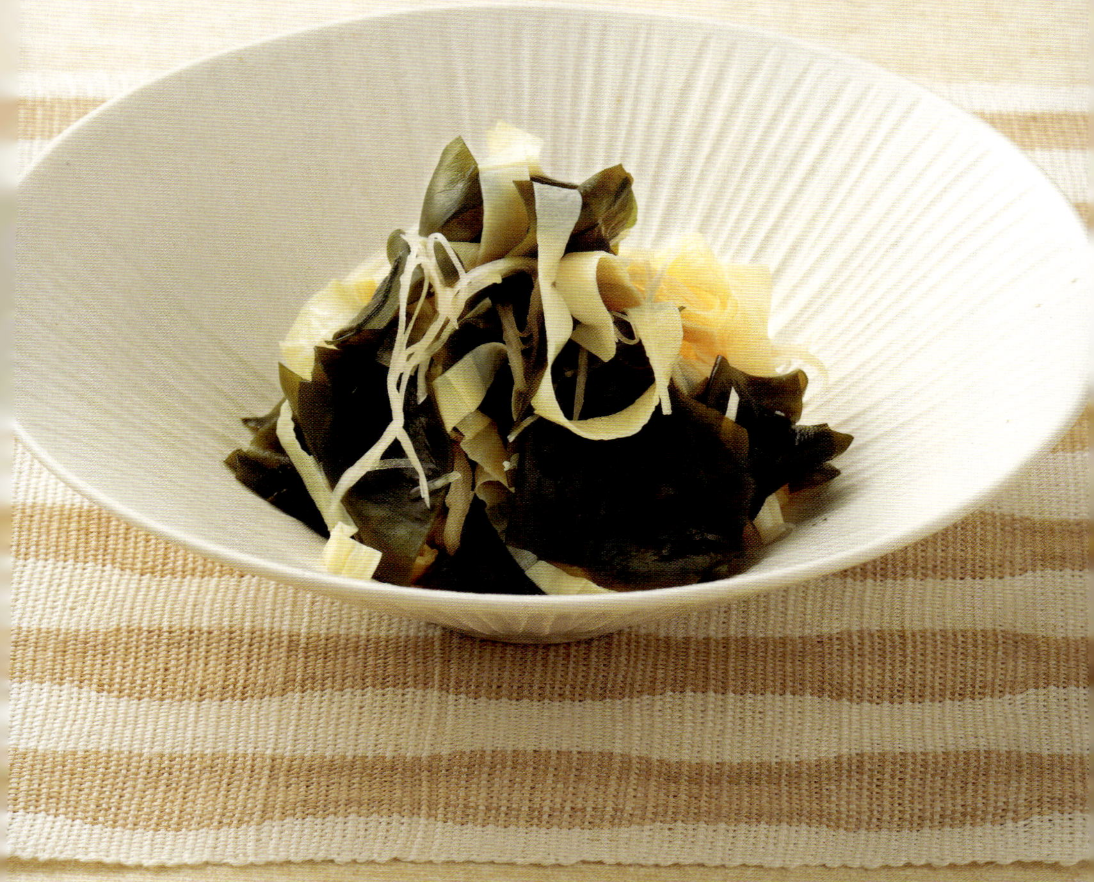

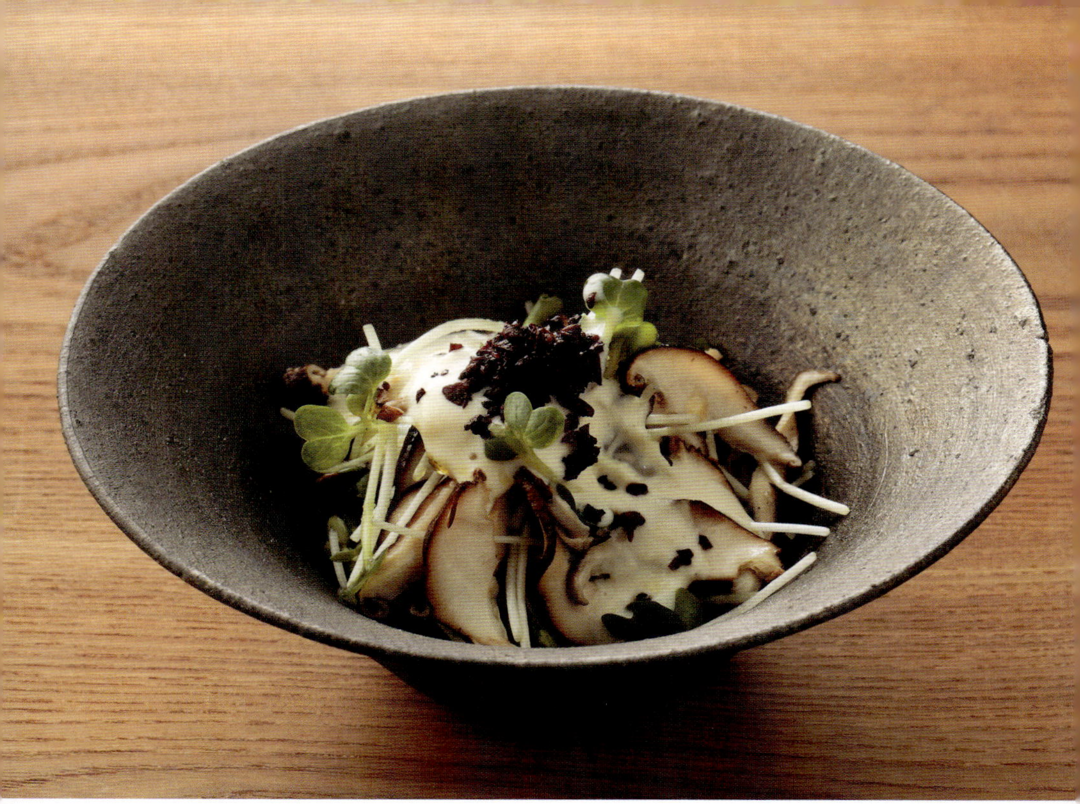

焼きしいたけと湯葉のサラダ

ブラックオリーブがアクセントになります。
ゆずの皮は、からだを温めて気のめぐりをよくします。

材料（2人分）

しいたけ …… 6枚
刺身用生湯葉
…… 60g
かいわれ大根（小）
…… 1/2パック
ブラックオリーブ
…… 5個
ゆず …… 適量
EXVオリーブオイル
…… 適量
塩 …… 適量

作り方

1 オリーブは粗みじん切りにし、しっかりソテーする。しいたけは傘を下にして焼き、塩を振る。ゆずは皮をみじん切りにする。
2 しいたけが冷めたら薄切りにし、かいわれ大根も同じ長さに切る。
3 生湯葉を細かくたたく（もしくはフードプロセッサーにかけピュレ状にする）。
4 器に2を盛り3をかける。オリーブ、ゆずの皮を散らし、オリーブオイルと塩を振る。

春 夏
秋 冬

元気
すっきり

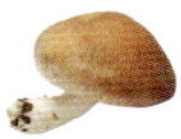

しいたけ➡p.101

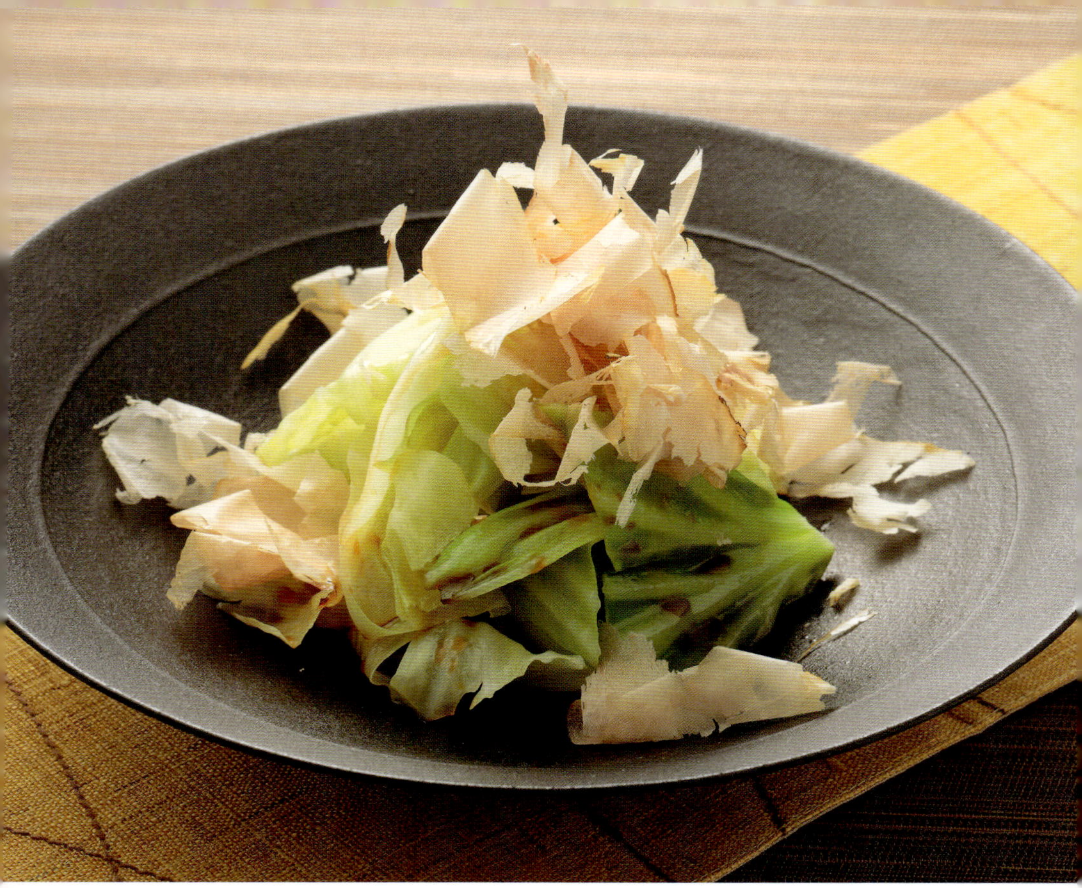

キャベツの蒸し煮サラダ

少量の水で蒸し煮にするのがポイントです。
消化を助けるキャベツは、お肉のソテーのつけあわせにもおすすめです。

材料（2人分）

キャベツ …… 1/4個
鰹削り節
…… 一つかみ
ぽん酢 …… 大さじ1・1/4
EXVオリーブオイル
…… 大さじ1/2
水 …… 50mℓ
塩 …… 適量

作り方

1 キャベツは一口大に切る。
2 ぽん酢に塩を少々加え、オリーブオイルを混ぜる。
3 鍋に水、キャベツを入れ、塩、オリーブオイル（分量外）を入れて蓋をして火にかける。沸騰したら火を弱めて3分火を通し、すぐにキャベツを器に盛る。
4 3に2を回しかけ、鰹削り節を振りかける。

春 夏
秋 冬

すっきり
さわやか
食欲

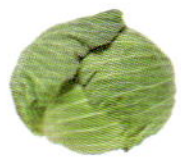

キャベツ➡p.100

ブロッコリーの卵あんかけ

元気をつけたいときにおすすめ。
蒸し煮にすることで、栄養がそのまま餡になります。

材料（2人分）

- ブロッコリー …… ½株
- 卵(小) …… ½個
- 蟹缶 …… ½缶
- 片栗粉 …… 小さじ1
- EXVオリーブオイル …… 適量
- 塩 …… 適量

作り方

1 鍋に蟹缶、水100㎖、オリーブオイルを入れて火にかけ、適当な大きさに分けたブロッコリーを入れて蓋をする。沸騰したら火を弱め、ブロッコリーに1～2分火を通して取り出し、器に盛る。

2 1の煮汁に、大さじ½の水で溶いた片栗粉を入れてとろみをつけ、溶き卵を混ぜながら加え、塩、こしょうで味を調える。

3 1に2を回しかける。

春 夏
秋 冬

元気

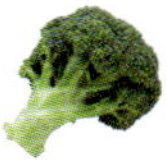

ブロッコリー➡p.106

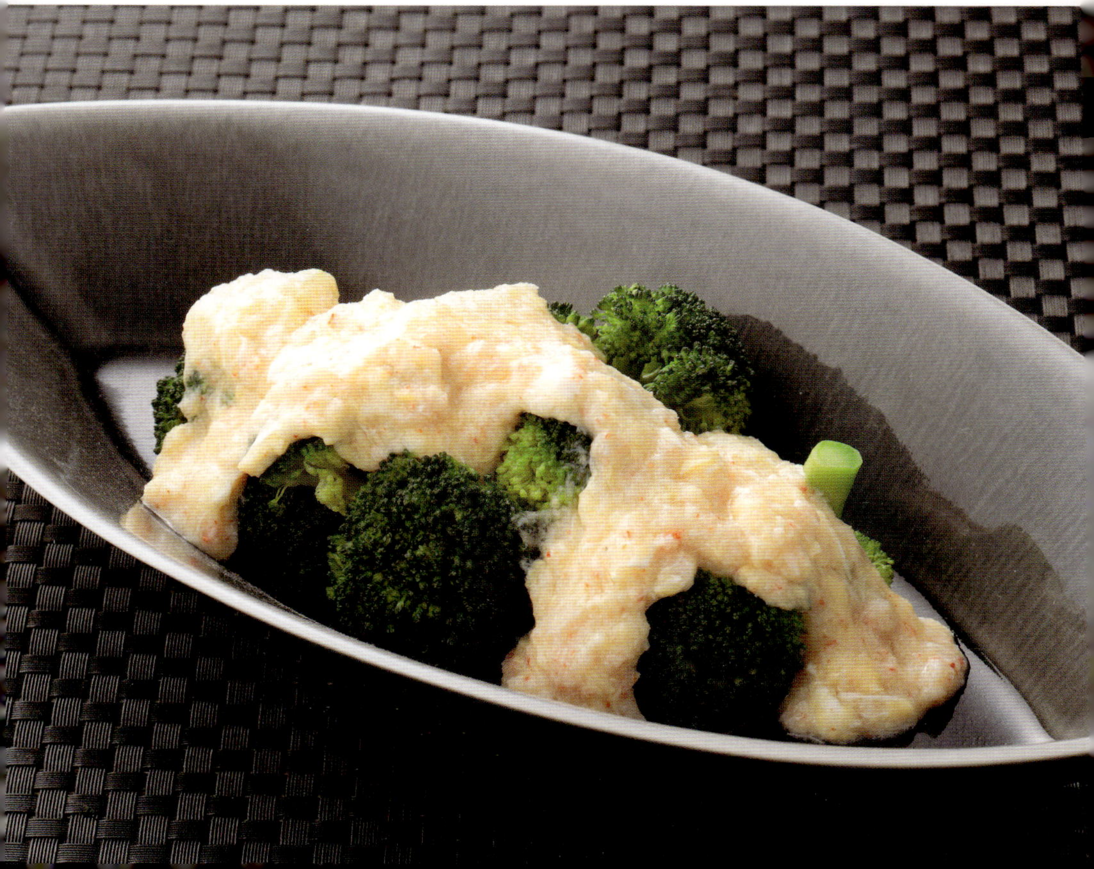

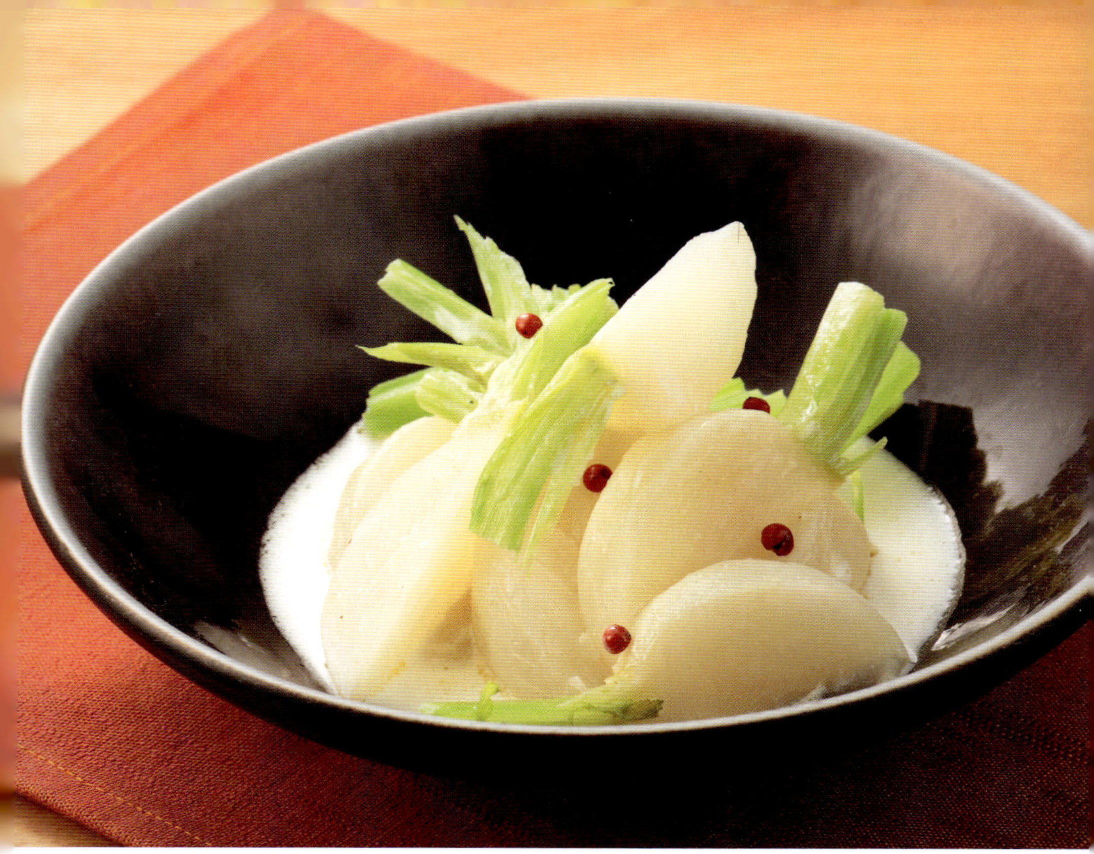

かぶのクリーム煮

かぶはからだを温め、五臓に元気をつけます。
火が通りやすいので、やわらかさはお好みで。

材料（2人分）

かぶ(大)…… 2個
生クリーム …… 大さじ2
ニンニク …… 1/8片
水 …… 40mℓ
ピンクペッパー …… 適量
塩 …… 適量
黒こしょう …… 適量

作り方

1 かぶは茎を残して8等分のくし形に切り、皮をむく。ニンニクはみじん切りにする。

2 しっかり蓋ができる小鍋に、かぶ、ニンニク、水を入れ、塩を少々振って火にかける。沸騰したら弱火にして1～2分煮て、かぶに火を通す。

3 2に生クリームを加え、塩、こしょうで味を調える。器に盛ってピンクペッパーを振る。

春 夏 秋 冬

元気
あたため

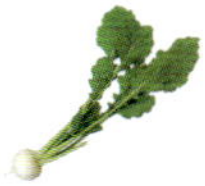

かぶ➡p.101

れんこんと松の実のサラダ

胃腸の働きを補うれんこんと、腸を潤す松の実。
便秘がちなときにおすすめです。

材料（2人分）

れんこん …… 100g
松の実 …… 大さじ1
香菜 …… 5本
バルサモビアンコ
　…… 大さじ1
　（または酢大さじ1/2
　+きび糖小さじ1/2）
EXVオリーブオイル
　（またはごま油）
　…… 小さじ1/2
塩 …… 適量

作り方

1 れんこんは薄い輪切りにし、松の実はフライパンで炒る。香菜は適当な大きさに切っておく。
2 バルサモビアンコに塩を入れてよく混ぜ、味を調える。
3 れんこんは、歯ごたえを残すようにさっと塩茹でし、水気を切って熱いうちに2と和える。
4 3が冷めたら、松の実、オリーブオイルを加えて和える。器に盛って香菜を添える。

春 夏 秋 冬　すっきり

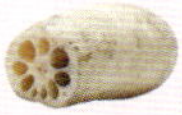

れんこん➡p.103

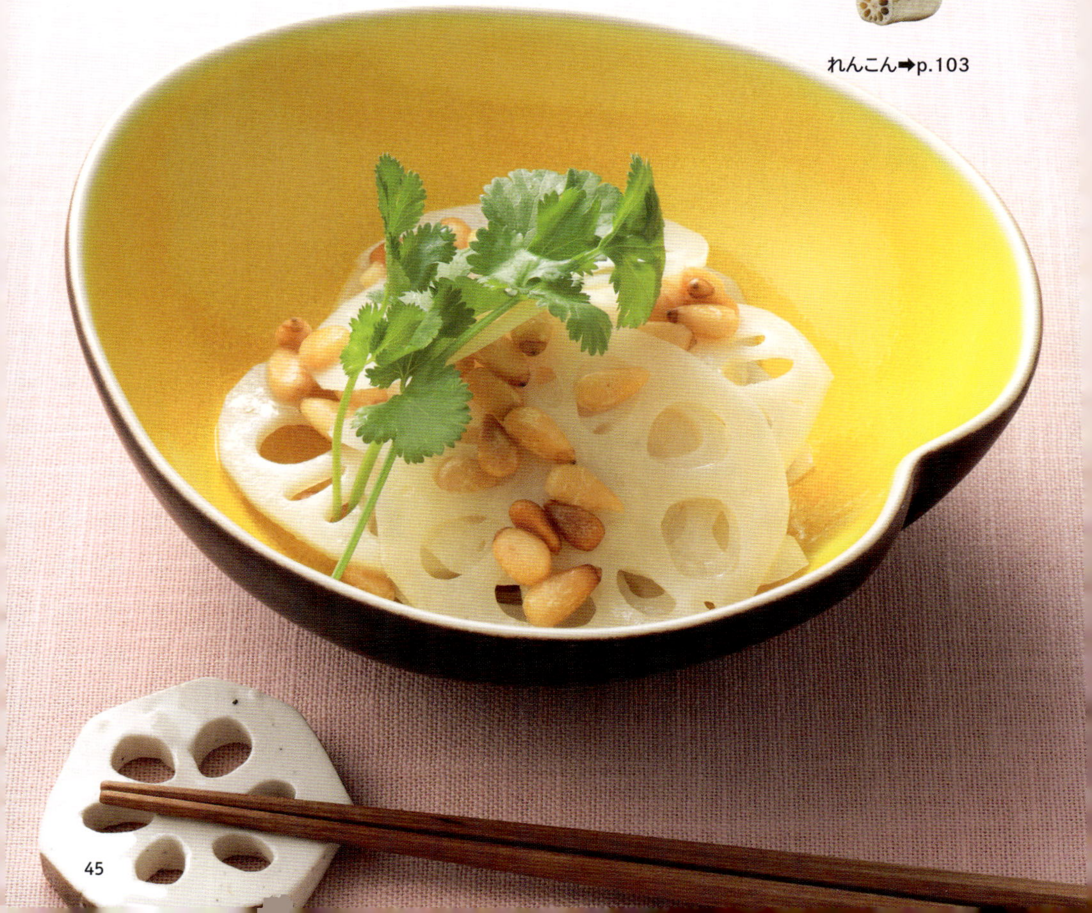

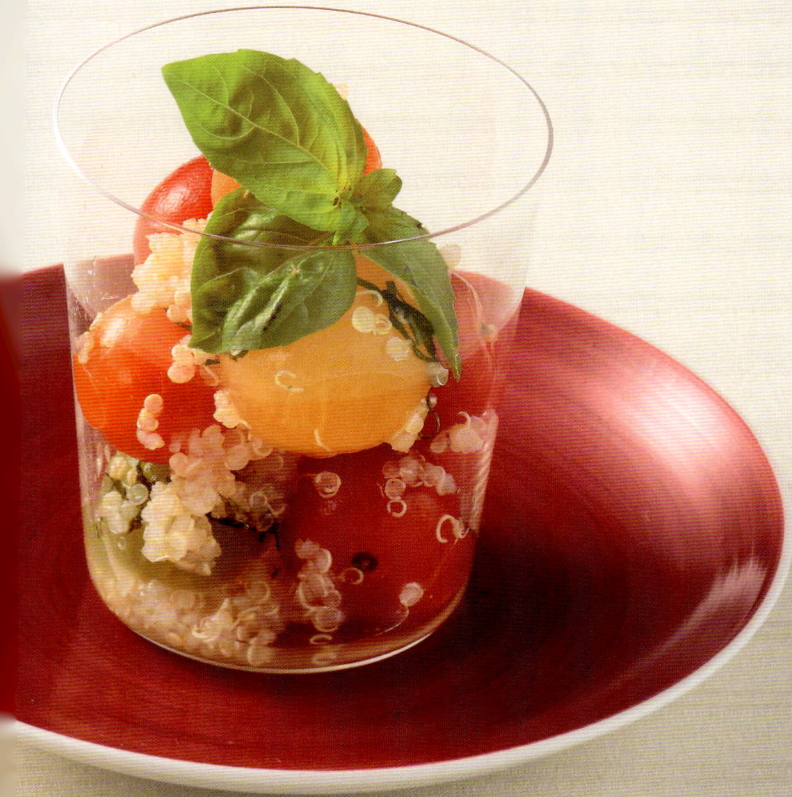

キヌア入りミニトマトのサラダ

食欲がないときにも食べやすいサラダです。
口の渇きをいやし、消化を促進してくれます。

材料（2人分）

ミニトマト …… 16個
茹でキヌア（p.58参照）
…… 大さじ2
バルサモビアンコ
…… 大さじ2
（または白ワインビネガー
…… 大さじ1・½＋
煮切りみりん小さじ2）
バジル（小） …… 2枚
EXVオリーブオイル
…… 適量
塩 …… 適量

作り方

1 沸騰したお湯にミニトマトを3秒浸し、氷水にとって皮をむく。バジルは、大きい葉は千切りに、小さいところは飾りにとっておく。

2 バルサモビアンコに塩を混ぜ合わせ、味を調える。

3 1のトマトの水気を拭き、茹でキヌアと2のバルサモビアンコ、バジルの千切りと混ぜ合わせる。

4 3にオリーブオイルをかけて器に盛り、飾り用のバジルを添える。

春 夏 秋 冬
さわやか
めぐり
食欲

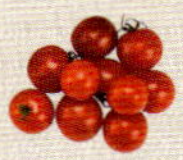

ミニトマト➡p.104

キヌア入りかぶとなめこのサラダ

とろりとした口当たりのサラダ。
口の中が乾いているときでも食べやすい一品です。

材料（2人分）

- かぶ …… 3個
- なめこ …… 1袋
- ケッパー（汁ごと） …… 大さじ1・1/2
- 茹でキヌア（p.58参照） …… 大さじ5
- 白ワインビネガー …… 小さじ2
- EXVオリーブオイル …… 大さじ2
- 塩 …… 適量

作り方

1. かぶは薄切りにして塩を振り、水気が出たら軽く絞る。葉と茎は色よく茹でる。なめこは湯通ししておく。
2. かぶに、ケッパー、白ワインビネガー、なめこと茹でキヌアを加えて15分ほどおく。
3. 2にオリーブオイルを加えて混ぜ合わせ、塩で味を調える。
4. かぶの茎は小口切りにし、小さい葉は取っておく。3にかぶの茎も加えて器に盛り、葉を飾る。

春 夏 秋 冬

すっきり
食欲

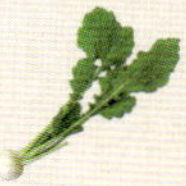

かぶ➡p.101

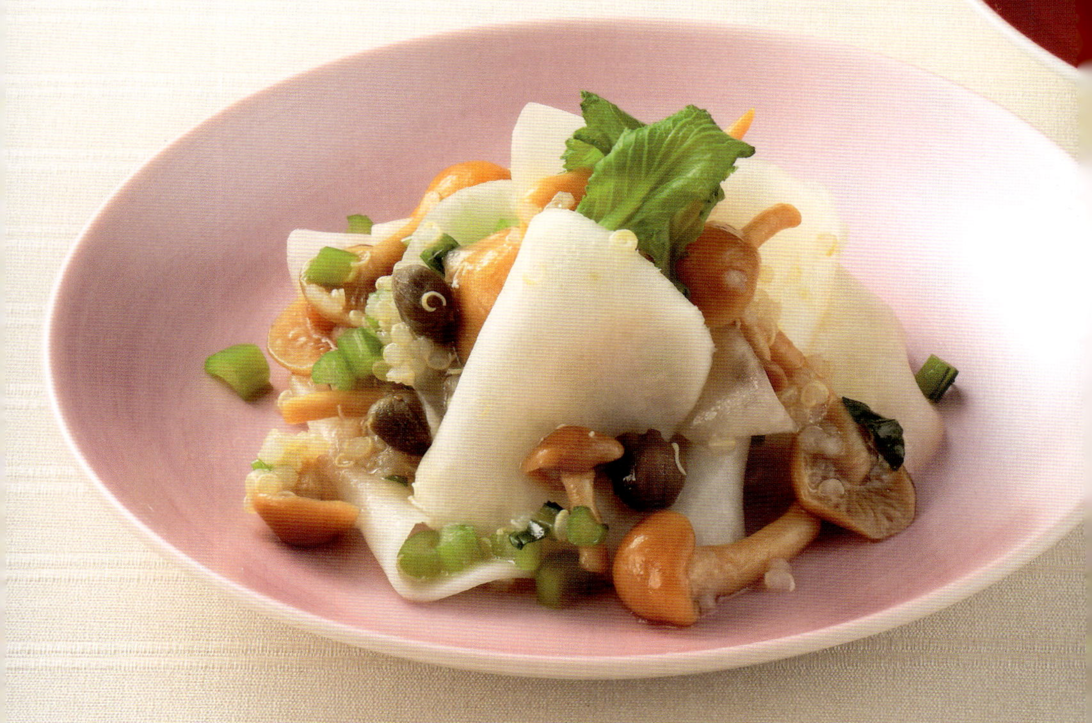

梨と柿と春菊のサラダ

からだの熱を冷まして肺を潤し、乾燥した空気から
からだを守ってくれます。初秋におすすめ。

材料（2人分）

- 梨 …… 1/2個
- 柿 …… 1/2個
- 春菊 …… 1/2束
- 紫玉ねぎ …… 1/8個
- 松の実 …… 大さじ1
- 酢 …… 大さじ1/2
- EXVオリーブオイル …… 小さじ1
- 塩 …… 適量

作り方

1. 春菊は葉をちぎって水に浸し、しゃきっとさせておく。紫玉ねぎは薄切りにして水にさらす。松の実は炒っておく。
2. 梨は皮をむいて芯を取り、1/8個分をすりおろし、残りを一口大に切る。柿も皮をむいて一口大に切る。
3. ボウルにすりおろした梨と酢、塩を入れて味を調え、オリーブオイルを混ぜてドレッシングを作っておく。甘みが足りなければ、きび糖を少々加えてもよい。
4. よく水気を切った春菊、紫玉ねぎ、梨、柿を3のドレッシングで和えて器に盛り、松の実をのせる。

春 夏 秋 冬

さわやか
めぐり

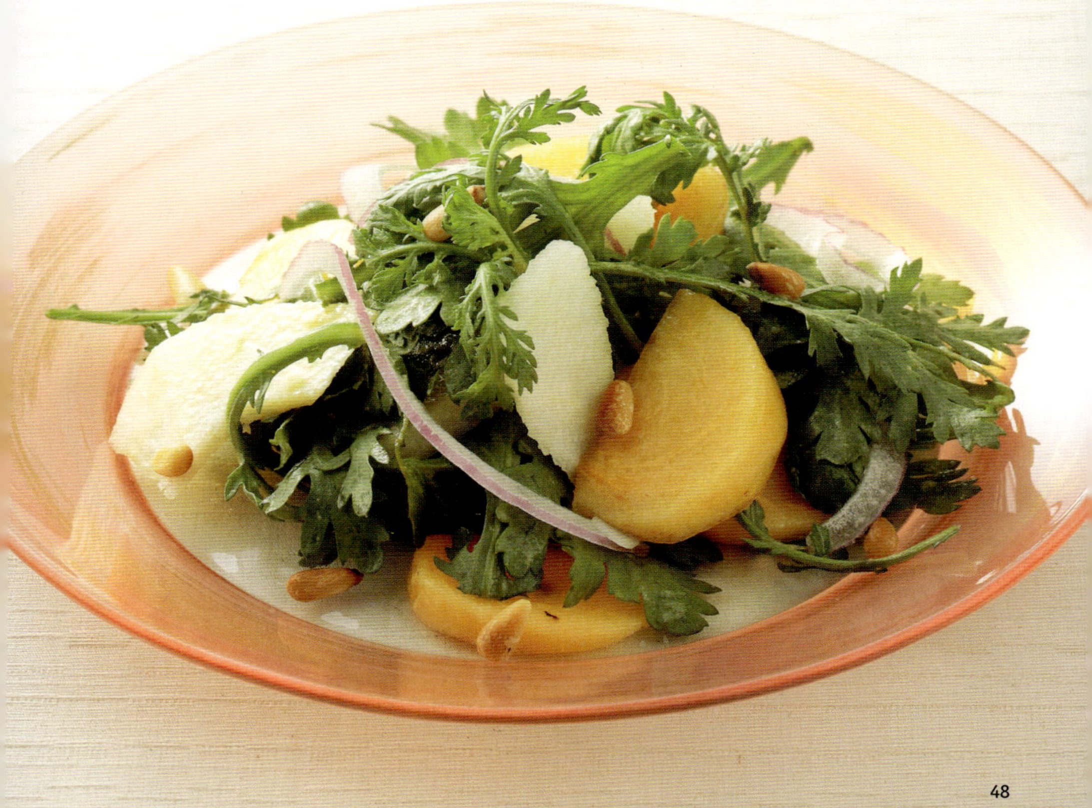

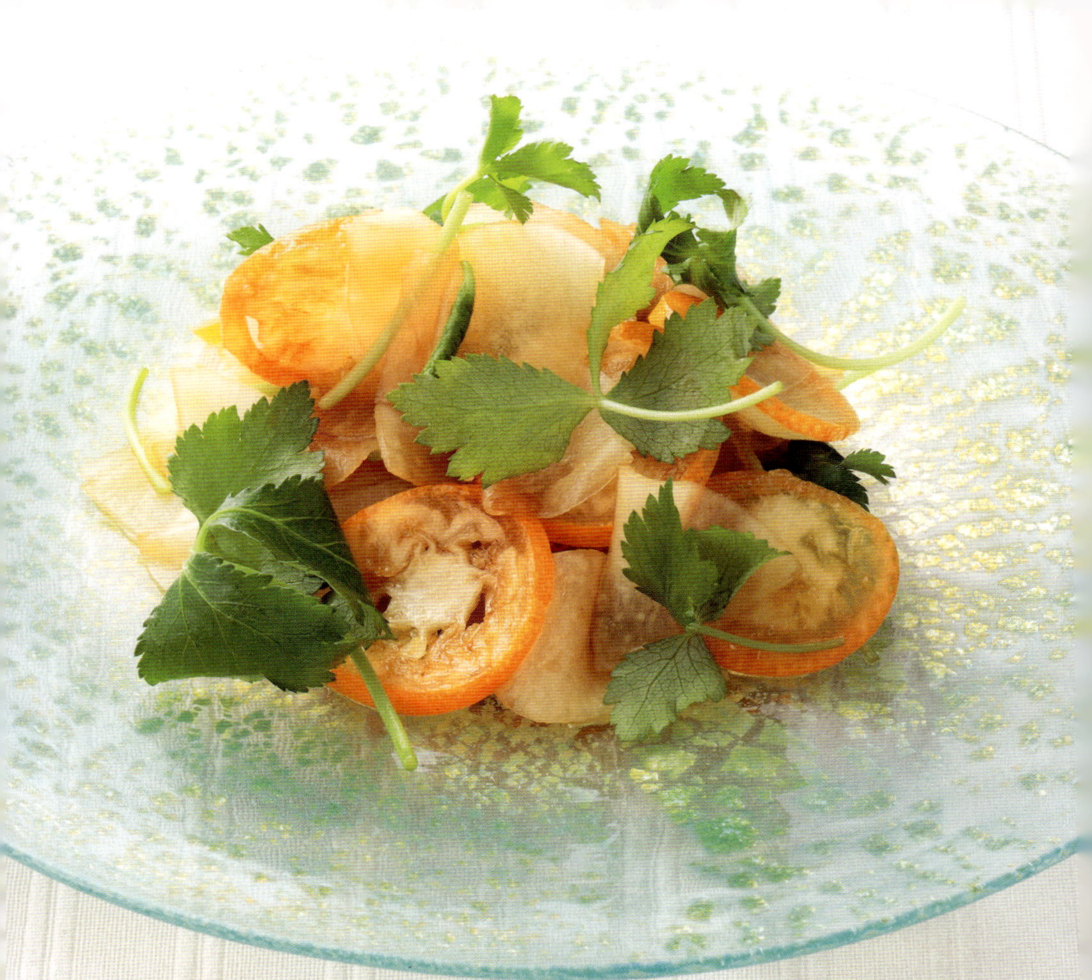

金柑と大根と三つ葉のサラダ

春におすすめのサラダ。金柑と三つ葉の香りが
気分を落ちつかせてくれます。便通も促してくれます。

材料（2人分）

- 大根 …… 8cm
- 金柑(大) …… 5個
- 三つ葉 …… 1/3束
- 酢 …… 大さじ1
- きび糖 …… 大さじ1
- 薄口醤油 …… 小さじ2
- ごま油 …… 小さじ1
- 塩 …… 適量

作り方

1 大根は厚めに皮をむいて薄くいちょう切りにし、軽く塩を振っておく。金柑は薄く輪切りに、三つ葉は2～3cmの長さに切る。

2 酢、きび糖、薄口醤油、ごま油を混ぜ、金柑を加える。

3 2に水気をふき取った大根、三つ葉を加えて和え、塩で味を調える。

春 夏 秋 冬

すっきり
さわやか
めぐり

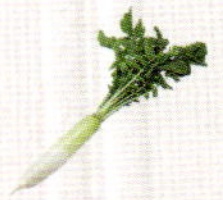

大根➡p.103

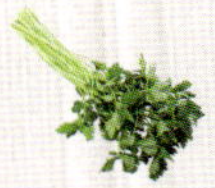

三つ葉➡p.104

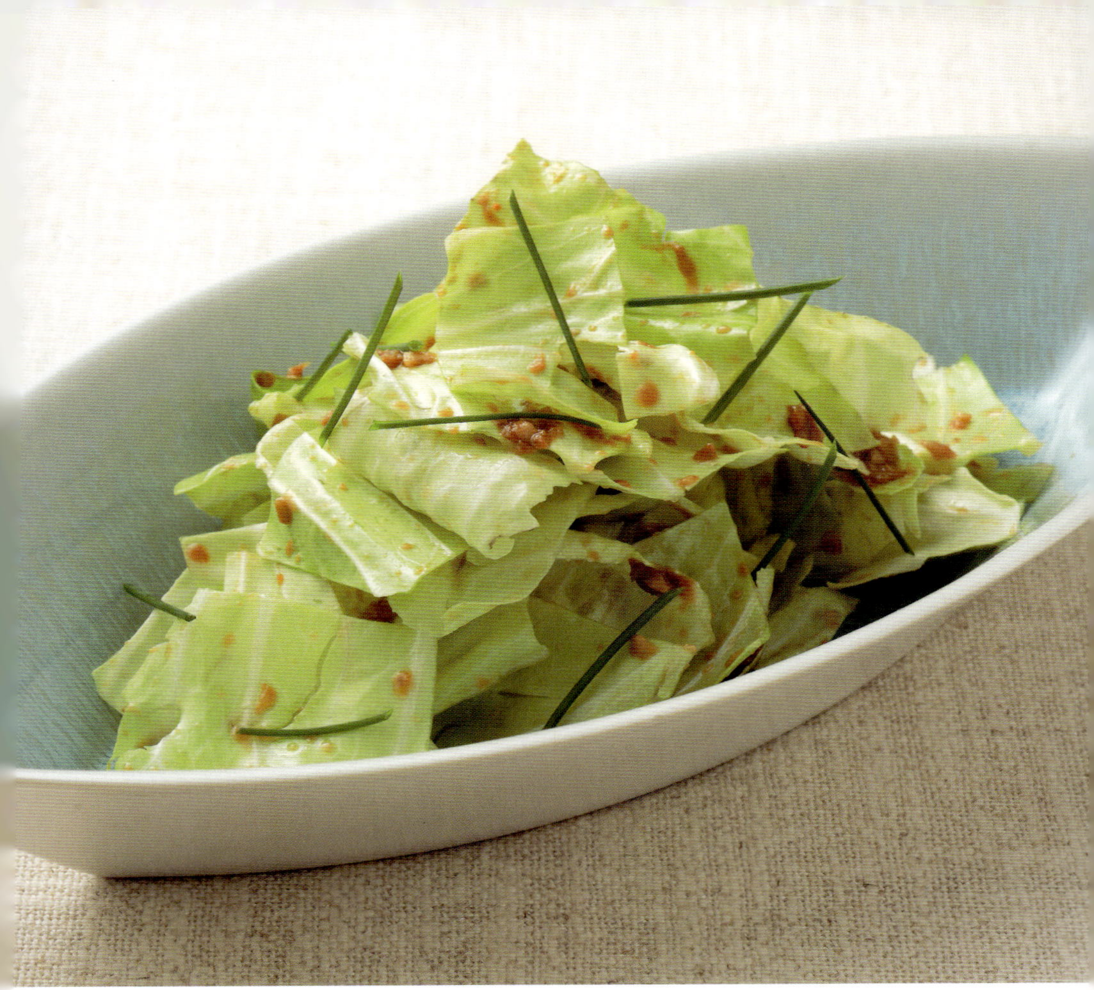

キャベツのオリーブオイル味噌和え

胃腸にやさしいキャベツ。
味噌とオリーブオイルだけで和えていただきます。

材料（2人分）

キャベツ …… 1/6個
味噌 …… 大さじ1
EXVオリーブオイル
…… 小さじ2
シブレット
（または万能ねぎ）
…… 適量

作り方

1 味噌をオリーブオイルで溶いておく。

2 一口大に切ったキャベツとシブレットを1で和える。

春 夏 秋 冬

元気
すっきり

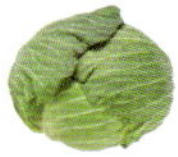

キャベツ➡p.100

ホウレン草のお浸し

からだの精を蓄える腎に元気をつけてくれるクルミを添えました。
肉厚なホウレン草を選び、甘味を楽しんでください。

材料（2人分）

ホウレン草 …… ½束
クルミ …… 大さじ1・½

★浸し汁
だし汁 …… 大さじ5
醤油 …… 大さじ2
みりん …… 大さじ2

塩 …… 適量

作り方

1 ホウレン草は根元に十文字の切り込みを入れ、水に浸して汚れを取る。クルミは炒って細かく刻んでおく。

2 だし汁、醤油、みりんを合わせて鍋に入れて中火にかけ、ひと煮立ちさせて冷ましておく。

3 沸騰したお湯に塩を入れてホウレン草を茹で、冷水にとって水気を切り、適当な長さに切る。

4 3を2にしばらく浸す。クルミを加えて器に盛り、浸し汁も張る。

春 夏 秋 冬

元気

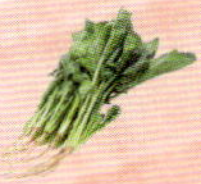

ホウレン草➡p.105

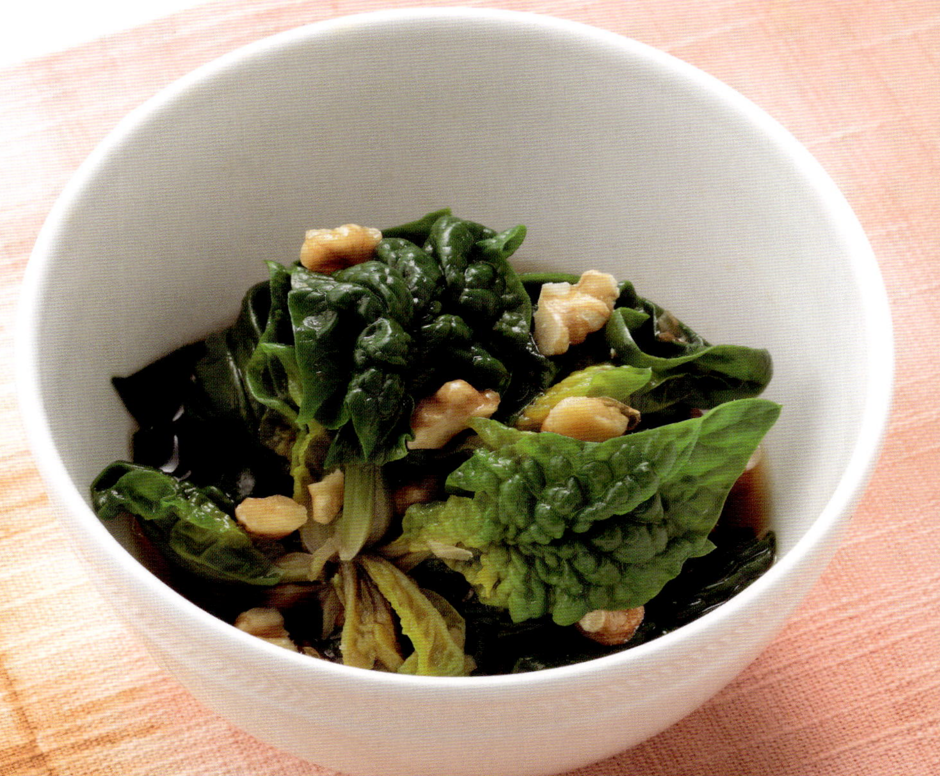

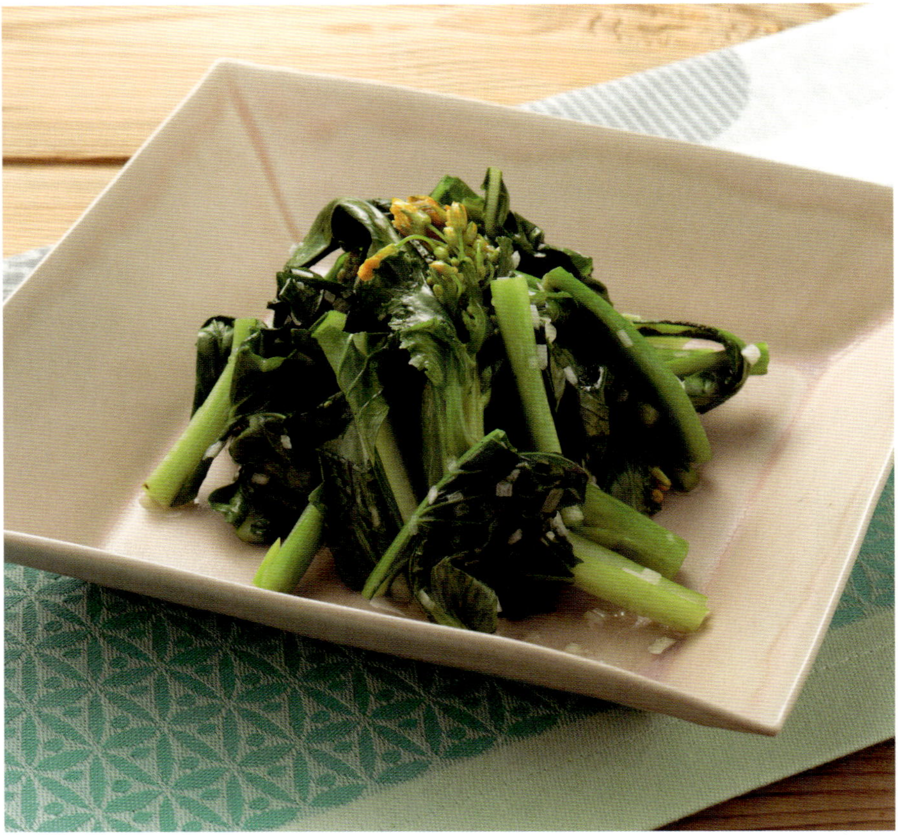

青菜炒め

鍋肌から酒をたらすことによって蒸気が上がり、
焦がさずに全体に火を通せます。

材料（2人分）

おいしい菜
（または小松菜、
ター菜、ちんげん菜など）
…… 1束
長ねぎ（みじん切り）
…… 大さじ2
お好みのオイル
…… 大さじ1・1/2
酒 …… 大さじ1・1/2
塩 …… 適量

作り方

1 おいしい菜は、4〜5cmの長さに切って茎と葉を分けておく。

2 中華鍋（またはフライパン）を強火で熱して油をひき、塩を一つまみ振っておいしい菜を茎の方から入れる。鍋を振りながら油を全体になじませ、酒少々を鍋肌からたらす。

3 おいしい菜に火が通ったら長ねぎを加え、塩で味を調え器に盛る。

春 夏
秋 冬

元気
めぐり

きゅうりの炒めもの

水分代謝を促すきゅうりをさっと炒めました。
からだが熱くてむくみがちのときに。

材料（2人分）

きゅうり …… 1本
みょうが …… 1個
EXVオリーブオイル
…… 大さじ1/2
塩 …… 適量
黒こしょう …… 適量

作り方

1 きゅうりは細切りに、みょうがは縦半分に切ってから薄切りにする。
2 中華鍋（またはフライパン）を強火で熱し、オリーブオイルと塩を一つまみ入れ、手早くきゅうりを炒める。
3 2にみょうがを加え、塩、黒こしょうで味を調える。

春 夏 秋 冬

すっきり
さわやか
めぐり

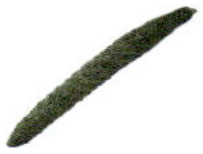

きゅうり➡p.104

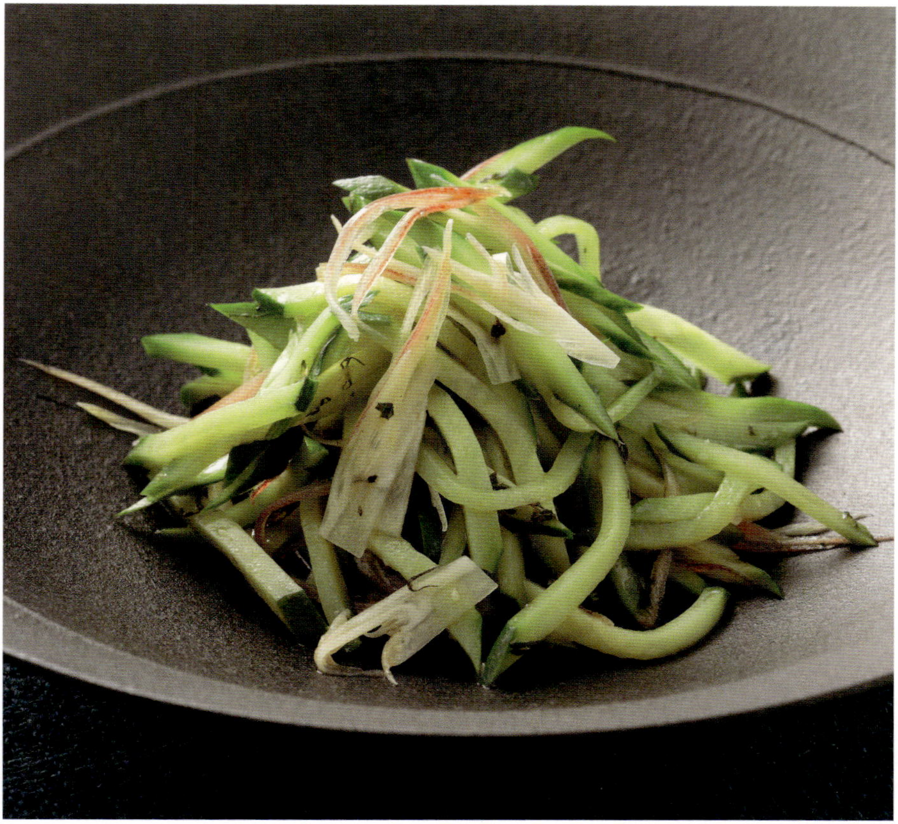

サラダの工夫

レタスなどの葉ものに、ちょっと香りのあるハーブやみょうが、大葉、三つ葉、せり、春菊、柑橘類の皮の千切りなどを混ぜると、いつもとは違ったサラダに。お好みのビネガーや柑橘類の汁、オイル、塩だけでもおいしく召し上がれます。

ちょっとボリュームのあるサラダにするときは、炒り豆腐、ナッツ類、パリパリに炒めたじゃこなどをトッピングにするだけで、ボリュームが出ます。

添加物が入っていることも多い市販のドレッシングを揃えておかなくてもサラダが楽しめます。

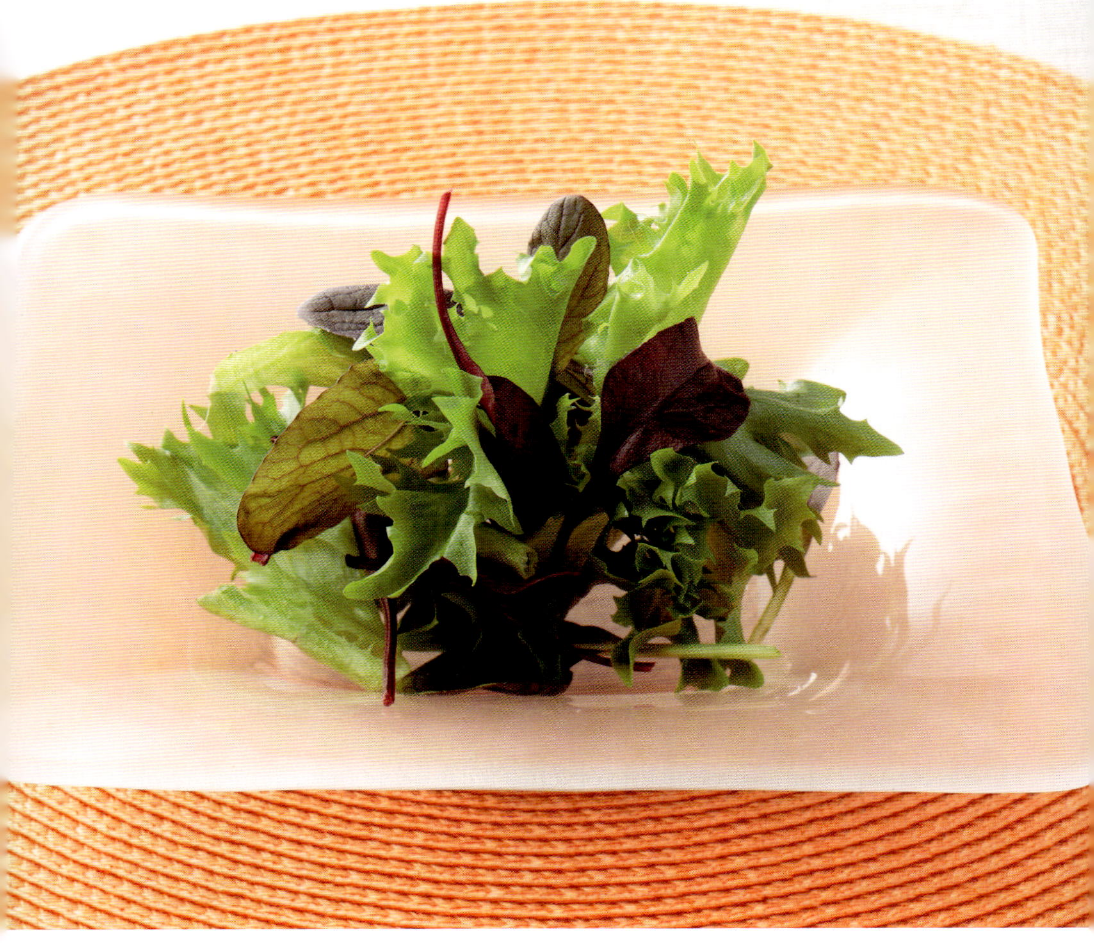

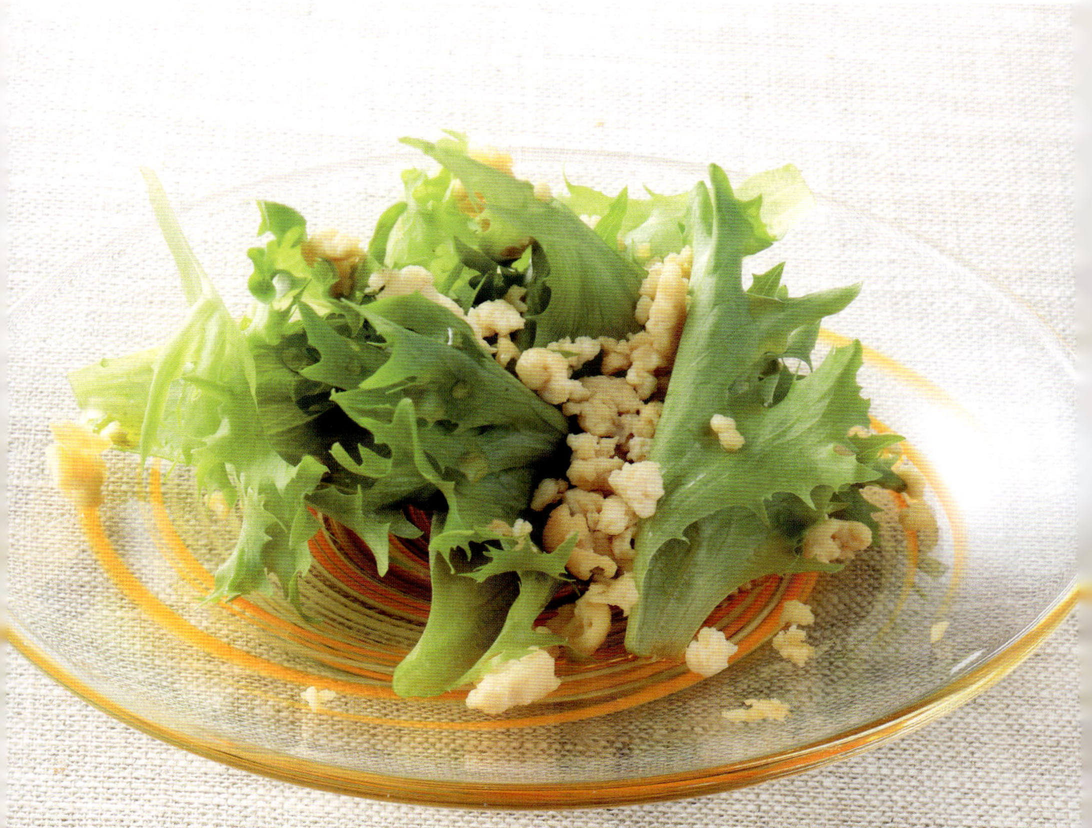

炒り豆腐のサラダ

残った炒り豆腐のトッピングは、
ひじきなどに入れてもおいしくいただけます。

材料

木綿豆腐 …… 適量
お好みのオイル …… 適量
レタスなどの葉もの …… 適量
ビネガー …… 適量
塩 …… 適量

作り方

1. 豆腐の水を切ってつぶす。
2. フライパンを熱してお好みのオイルを入れ、1の豆腐を弱めの中火でパラパラになるまで炒める。
3. レタスなどの葉ものに2をのせる。お好みのビネガーや塩、オイルなどで味を調える。

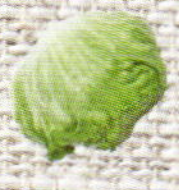

レタス➡p.105

便利な作りおき

作りおきの調味料やトッピングがあると、いざというときに便利。お肉を焼いてトッピングをのせるだけで豪華な一品に仕上がり、料理のバリエーションも広がります。万能たれや味噌があれば、手早く料理ができ、ありあわせの野菜や肉を炒めただけでも、いつもと違った味になります。どれも日持ちしますので、時間があるときにまとめて作っておくとよいでしょう。

レーズンの赤ワイン煮

ソテーの仕上げや、肉の煮込み料理に加えたり、
プレーンヨーグルト、アイスクリームにそのままかければ豪華なデザートに。

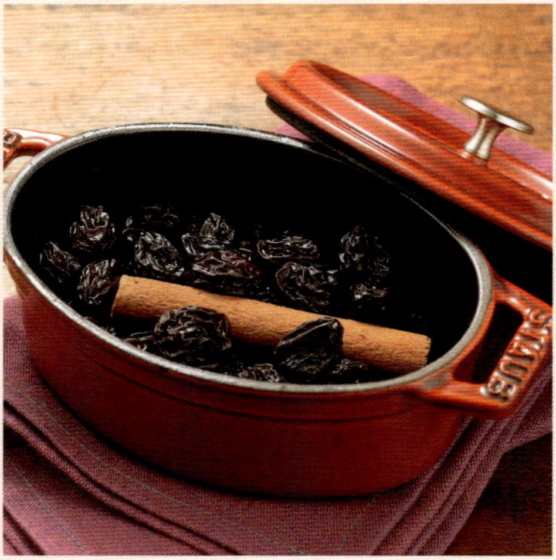

材料（5人分）

レーズン …… 80g
赤ワイン …… 120mℓ
寒い季節は
これにシナモンスティック

作り方

1 蓋のできる小さな鍋に材料を入れ、蓋をして火にかける。沸騰したら火を弱め、赤ワインを焦がさない程度に煮詰める。

自家製だし醤油

便利な自家製だし醤油は、厚削りの鰹節で作ります。

材料

厚削りの鰹節 …… 適量
醤油・みりん …… 適量
（醤油：みりん＝3：1が目安）

作り方

1 保存容器に鰹節を入れ、醤油とみりんを加える。

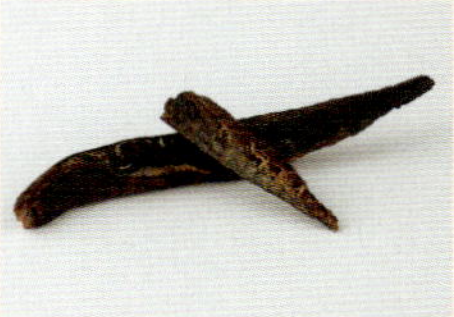

市販のものには、宗田節を小さく切ったものも

万能たれ

炒めものの味つけ、鉄板焼きや、
焼肉のたれにもおすすめです。
からだが温まります。

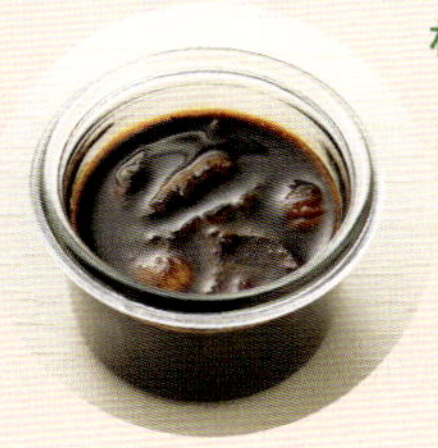

材料

醤油 …… 1/4カップ
黒酢 …… 大さじ4
酒 …… 1/4カップ
みりん …… 大さじ2
きび糖 …… 大さじ2
ニンニク …… 2片
しょうが …… 2かけ
クローブ …… 2本

作り方

1 ニンニクは横半分に切り、しょうがはつぶしておく。
2 鍋にすべての材料を入れ、少しとろみがつくまで焦がさないように煮詰める。

しょうがの甘酢漬け

ワカメや塩もみきゅうりと和えるだけで
簡単に酢のものができます。
寿司酢の代わりにもなります。

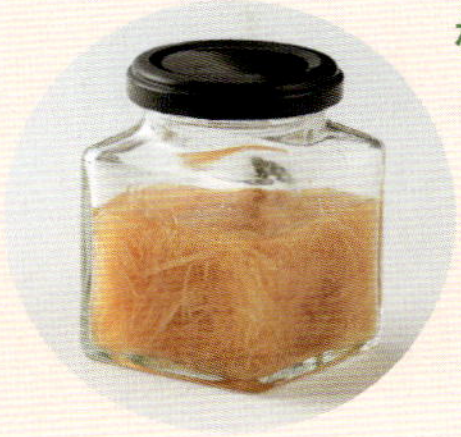

材料

しょうが …… 100g

★甘酢
酢 …… 80mℓ
きび糖 …… 60g
塩 …… 16g

作り方

1 甘酢の調味料を火にかけ、きび糖が溶けるまで混ぜる。
2 千切りまたはスライスしたしょうがを1の中に漬け込む。

味噌オリーブオイル

切ったキャベツと和えるだけでも(p.50参照)、
ディップ感覚で蒸し野菜につけて
食べてもよいでしょう。

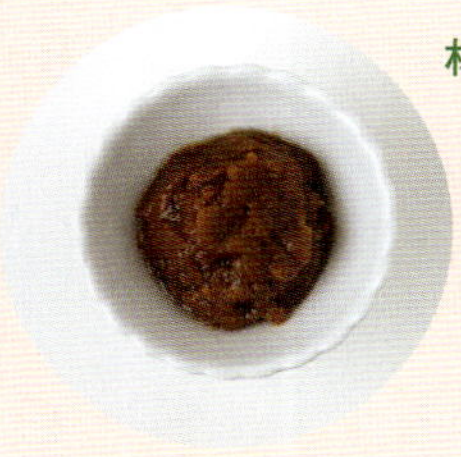

材料

味噌 …… 大さじ3
EXVオリーブオイル
…… 大さじ2

作り方

1 味噌とオリーブオイルを混ぜる。

梅オリーブオイル

湯豆腐のトッピングにしたり(p.85参照)、
きゅうりなどと和えるなど、気軽に使えます。

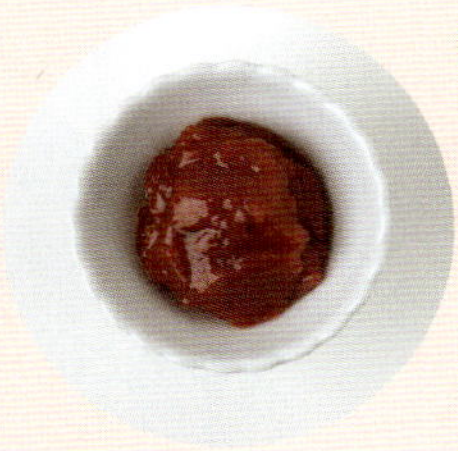

材料

梅干し …… 2個
EXVオリーブオイル
…… 小さじ1/2

作り方

1 梅干しは種をとってたたいておく。
2 1とオリーブオイルを混ぜる。

簡単トッピング

刻んでさっと火を通すだけで簡単に作れるトッピングがあると、サラダや和えものがひと味違った仕上がりになります。

炒りナッツ

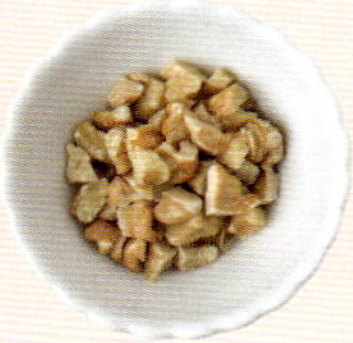

クルミや松の実など、お好みのナッツを炒って細かく刻むだけ。サラダだけでなく、青菜の和えものにも合います。ごまのように気軽に使えます。

ブラックオリーブ炒め

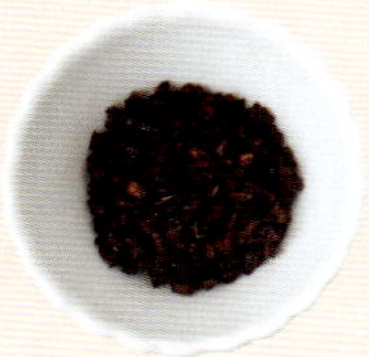

オリーブを粗みじん切りにして、しっかりソテーするだけ。サラダはもちろん、ソテーなど肉や魚料理の仕上げにもおすすめ。

茹でキヌア

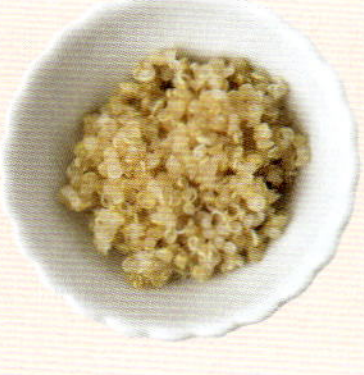

最近見かけるようになったキヌアは、栄養価の高いアンデスの穀物。茹でておくと、和えものやサラダ、スープ、雑炊に使えます。茹でると約4.5倍の量になります。

作り方

1 キヌアを目の細かいざるに入れ、2〜3回洗う。

2 たっぷりのお湯を沸かし、1のキヌアを13分〜15分ぐらい茹でてざるに上げ、よく水気を切る。

かんたん&からだがよろこぶ60品

肉と魚

鶏肉といちじくのソテー
牛肉のステーキ　こしょう風味
豚ヒレ肉のロティー　栗ときのこのソース
金目鯛の山椒煮
万能たれの豚肉ときくらげの炒めもの
万能たれの牡蠣とブロッコリーの炒めもの
豚肉の白菜ロール　オリーブ煮
ほたて貝のポワレ　サフランソース
ポトフ

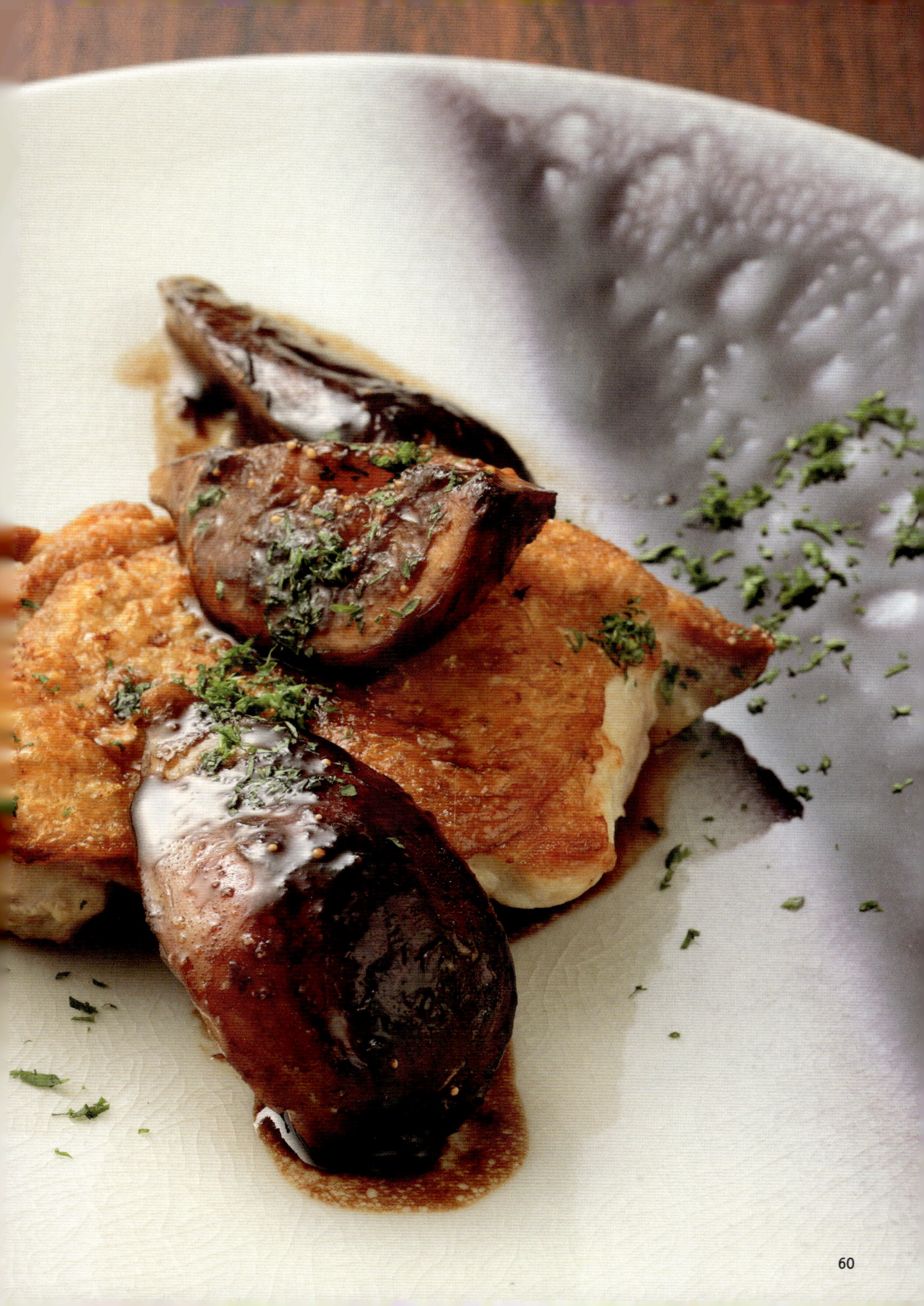

鶏肉といちじくのソテー

肉料理には、いちじくなど消化を助けるフルーツとの
組み合わせがおすすめです。りんごやオレンジ、プルーン、
プラム、パイナップルでも代用できます。

材料（2人分）

鶏もも肉 …… 1枚
いちじく …… 2個
パセリ …… 適量
バルサミコビネガー
…… 大さじ4
オイル …… 適量
塩 …… 適量
こしょう …… 適量

作り方

1 鶏肉は塩を振って10分おく。いちじくは縦に切ってさらに半分に切る。パセリはみじん切りにする。

2 下味をつけた鶏肉の水気をよく拭きとり、こしょうを振る。フライパンを熱してオイルをひき、鶏肉を皮目から中火で焼く。きれいなきつね色になり7〜8割火が通ったら、裏返してもう片面にさっと火を通し、器に盛る（p.74参照）。

3 2のフライパンを熱していちじくを焼き、表面に焼き色がついたらバルサミコを注いで少し煮詰め、塩で味を調える。

4 3を鶏肉に添え、パセリを散らす。

春 夏
秋 冬

元気
めぐり

牛肉のステーキ こしょう風味

脂がのったお肉を食べるときは、
お腹が冷えていると消化しにくくなります。
お腹を温めるこしょうや山椒などといっしょに。

材料（2人分）

牛肉(ステーキ用) …… 2枚
じゃがいも(小) …… 2個
クレソン …… 適量
EXVオリーブオイル …… 適量
オイル …… 適量
塩 …… 適量
粗挽き黒こしょう …… 適量

作り方

1 牛肉は室温に戻し、塩を振っておく。じゃがいもは丸ごと茹でて半分に切っておく。
2 フライパンを熱してオリーブオイルを入れ、切り口に焼き色がつくまでじゃがいもをソテーして全体を温め、塩で味を調える。
3 牛肉の水気を拭きとり、粗挽き黒こしょうをしっかり振る。
4 フライパンを熱してオイルを入れ、中火強で片面1分半ずつ焼く。器に牛肉、じゃがいもを盛ってクレソンを添える。

春 夏 秋 冬
元気

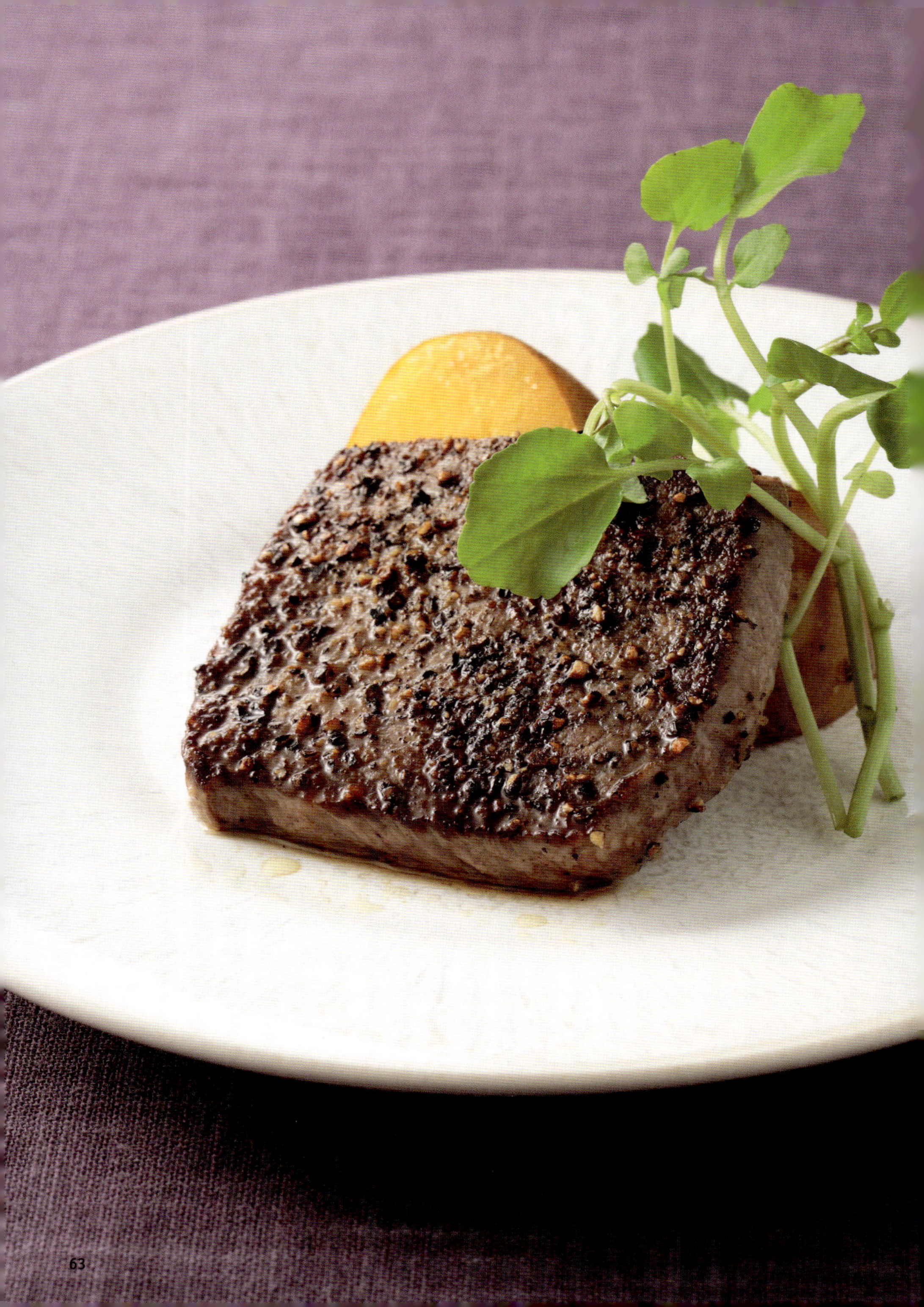

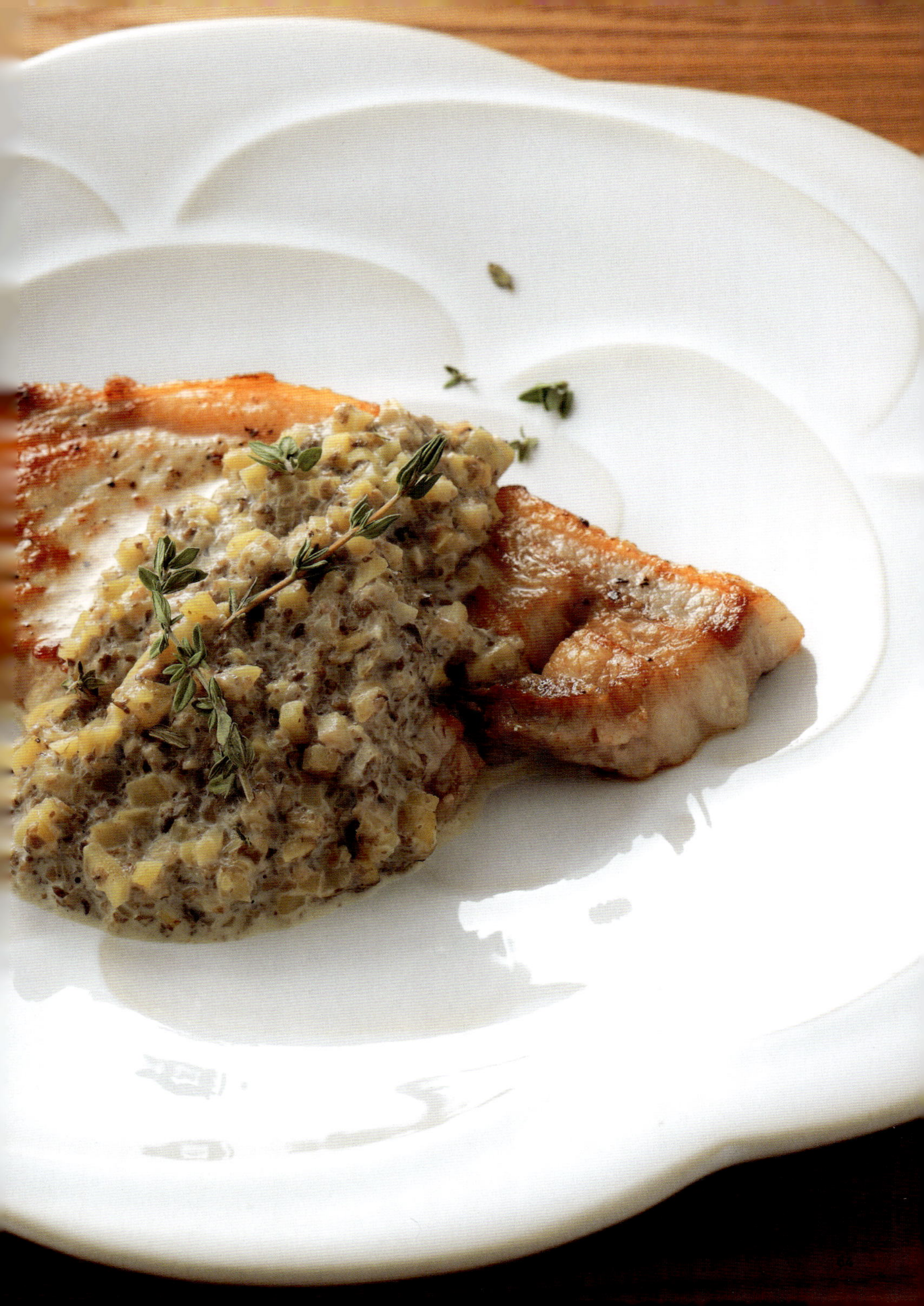

豚ヒレ肉のロティー
栗ときのこのソース

栗は冷えからからだを守ってくれます。

材料（2人分）

豚ヒレ肉 …… 230g
栗 …… 5個
（または甘栗10個）
マッシュルーム（大）
…… 6～8個
しいたけ …… 2～3枚
生クリーム（乳脂肪35%）
…… 大さじ1
タイム（生）…… 適量
EXVオリーブオイル
…… 適量
水 …… 75mℓ
塩 …… 適量
黒こしょう …… 適量

作り方

1 豚肉は塩、黒こしょうを振っておく。栗は粗めのみじん切り、マッシュルームとしいたけはみじん切りにする。

2 フライパンを熱してオリーブオイルをひき、マッシュルーム、しいたけを炒めて軽く塩を振る。水分が出てきたら、さらに水分が飛ぶまで炒める。

3 2に栗とタイム2枝を加え、水を入れる。栗に火が通ったら生クリームを加え、塩で味を調える。

4 フライパンを熱してオリーブオイルをひき、水分を拭きとった豚肉を焼く。片面に焼き色がついたらひっくり返し、もう片面はさっと焼いて器に盛る（p.74参照）。3のソースをかけ、タイムを散らす。

春 夏
秋 冬

元気
めぐり
あたため

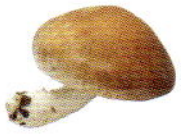

しいたけ➡p.101

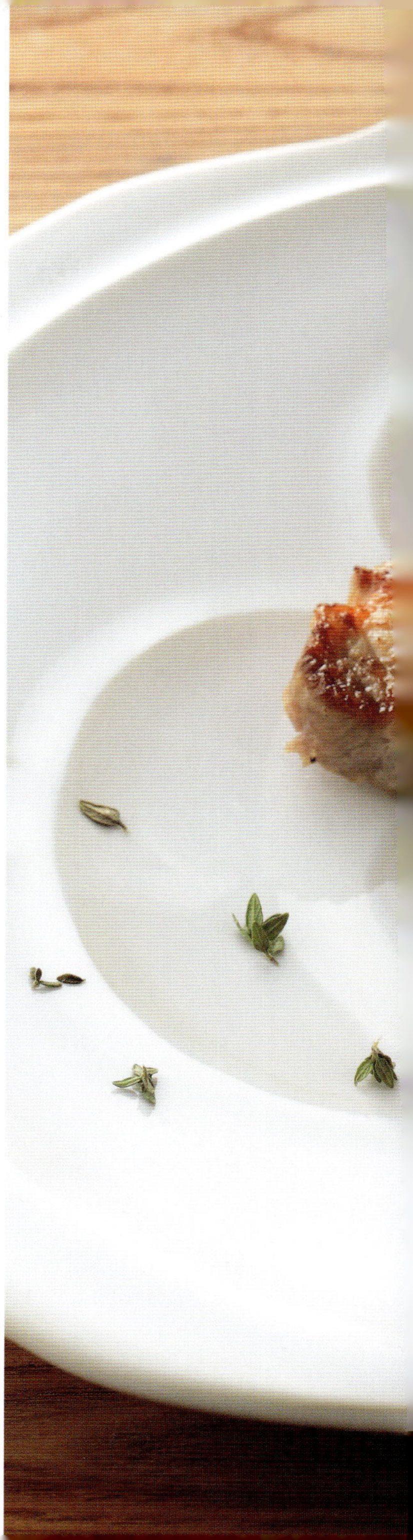

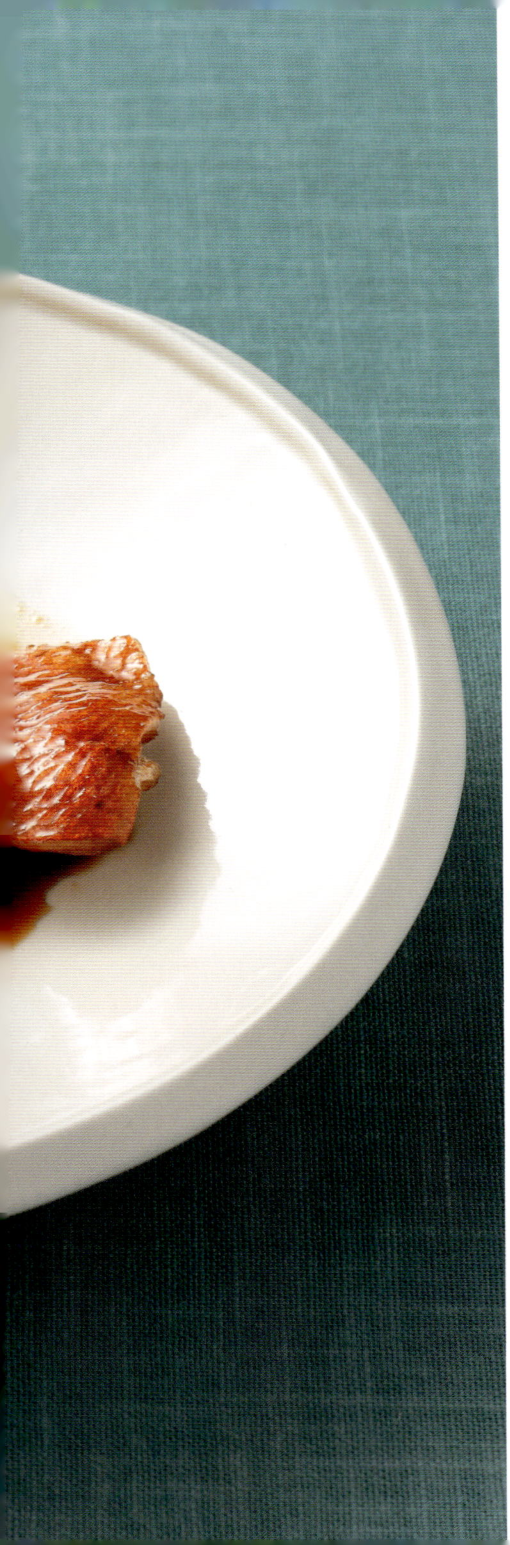

金目鯛の山椒煮

**魚の匂いが気になるときは山椒の香りを。
お好みの魚でどうぞ。**

材料（2人分）

金目鯛 …… 2切れ
針しょうが …… 適量

★煮汁
山椒の実の佃煮 …… 小さじ2
醤油 …… 1/4カップ
酒 …… 1カップ
水 …… 1/2カップ
みりん …… 1/3カップ
きび糖 …… 大さじ1

作り方

1 金目鯛はさっと湯通しし、冷水にとって洗う。しょうがは薄切りにして細く刻み、水にさらしておく。

2 鍋に煮汁を混ぜ合わせ、火にかける。沸騰したら金目鯛を入れ、濡らした落し蓋をし、強火で煮る。

3 5分くらい煮たら落し蓋をとり、全体に煮汁をかけながら照りよく仕上げる。器に盛り、水を切ったしょうがを添える。

春 夏 秋 冬

あたため

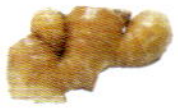

しょうが➡p.102

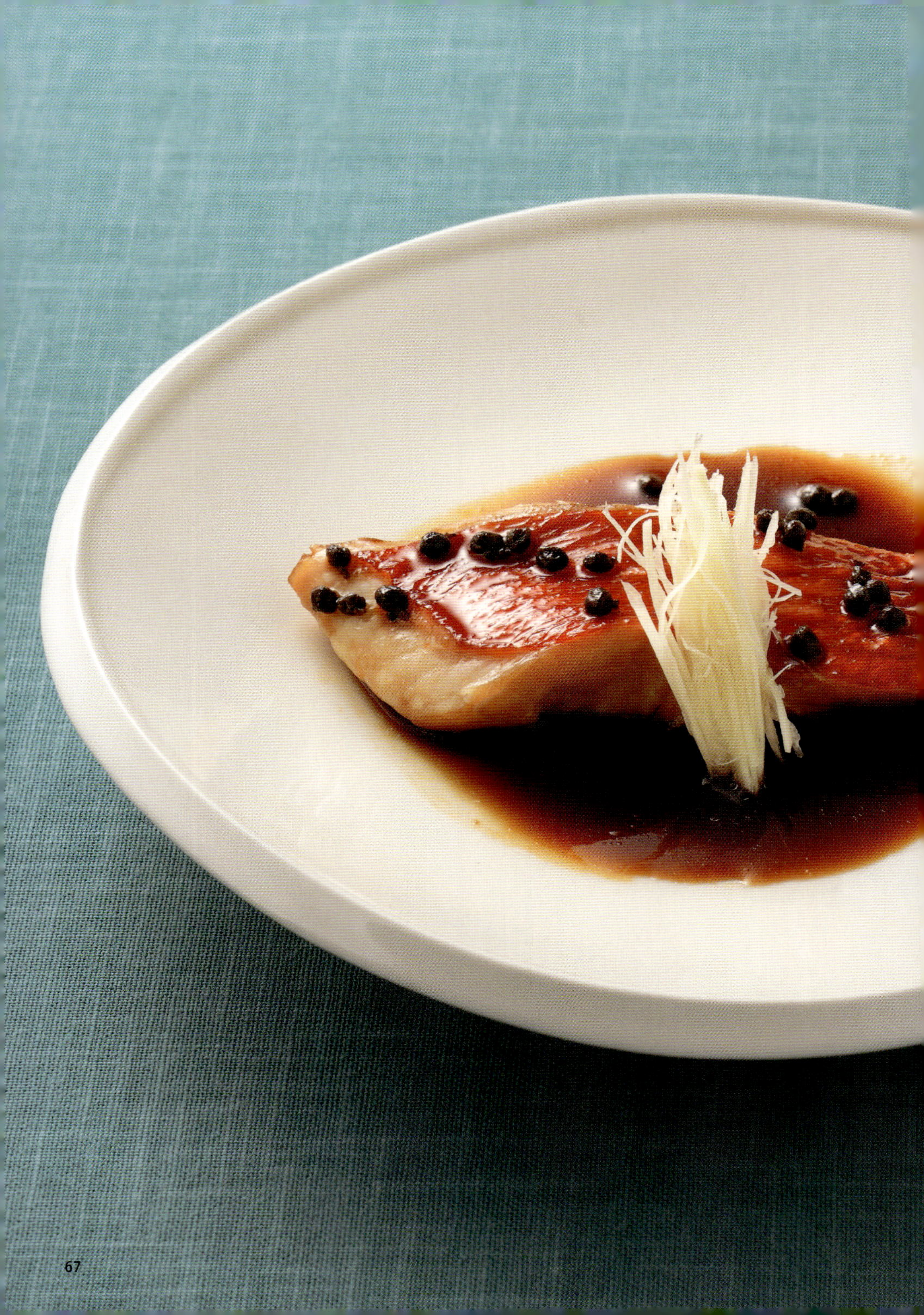

万能たれの豚肉ときくらげの炒めもの

**血を補い、からだをあたためてくれるニラは、
豚肉といっしょに食べると疲労回復の効果が上がります。**

材料（2人分）

- 豚肉薄切り …… 120g
- 乾燥きくらげ …… 6g
- ニラ …… 3本
- 万能たれ(p.57参照)
  …… 大さじ1
- オイル …… 適量
- 塩 …… 適量
- 黒こしょう …… 適量

作り方

1 豚肉は食べやすい大きさに切り、塩を少々振っておく。乾燥きくらげは水に戻して石づきを取り、細切りにする。ニラは3〜4cmに斜め切りにする。

2 中華鍋（またはフライパン）を熱し、オイルをひいてさっと豚肉を焼き、取り出しておく。

3 2の中華鍋できくらげを炒め、ニラと2の豚肉を加え、万能たれを絡める。塩と黒こしょうで味を調えて器に盛る。

春 夏 秋 冬

元気
めぐり
あたため

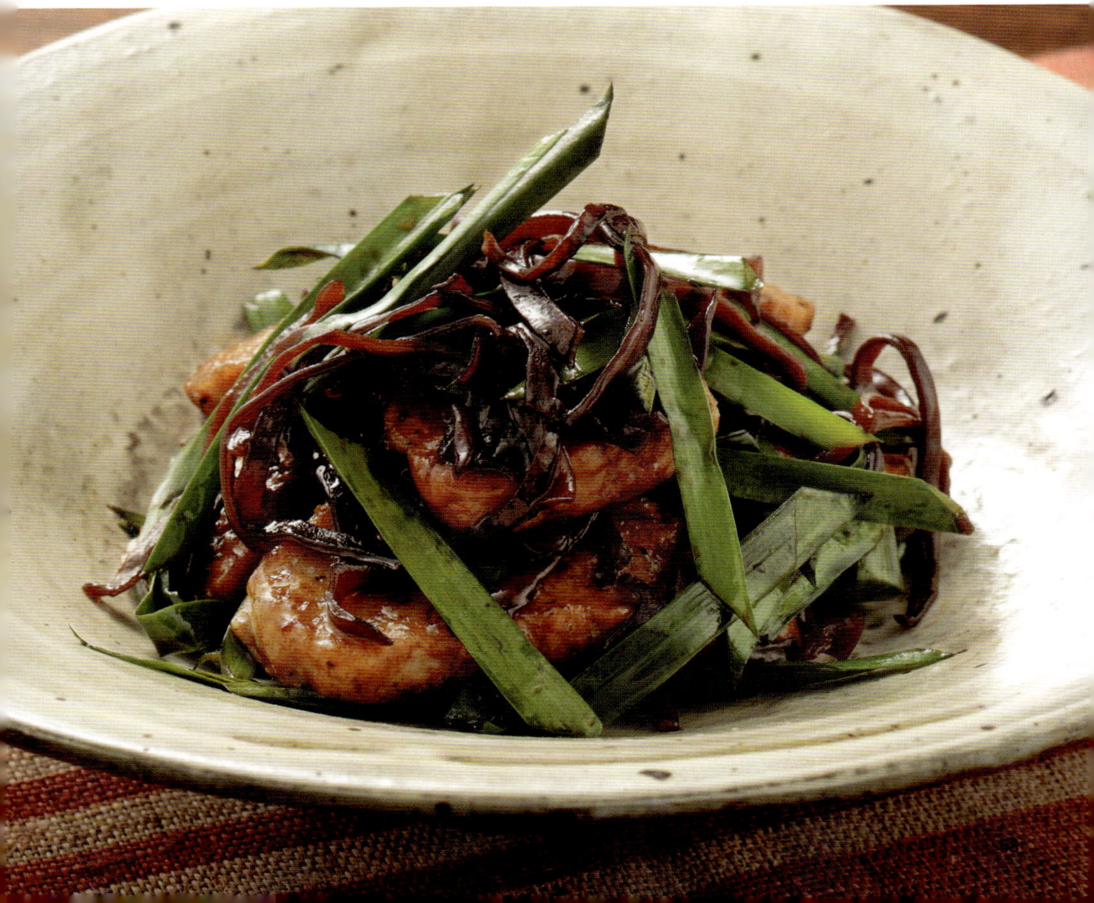

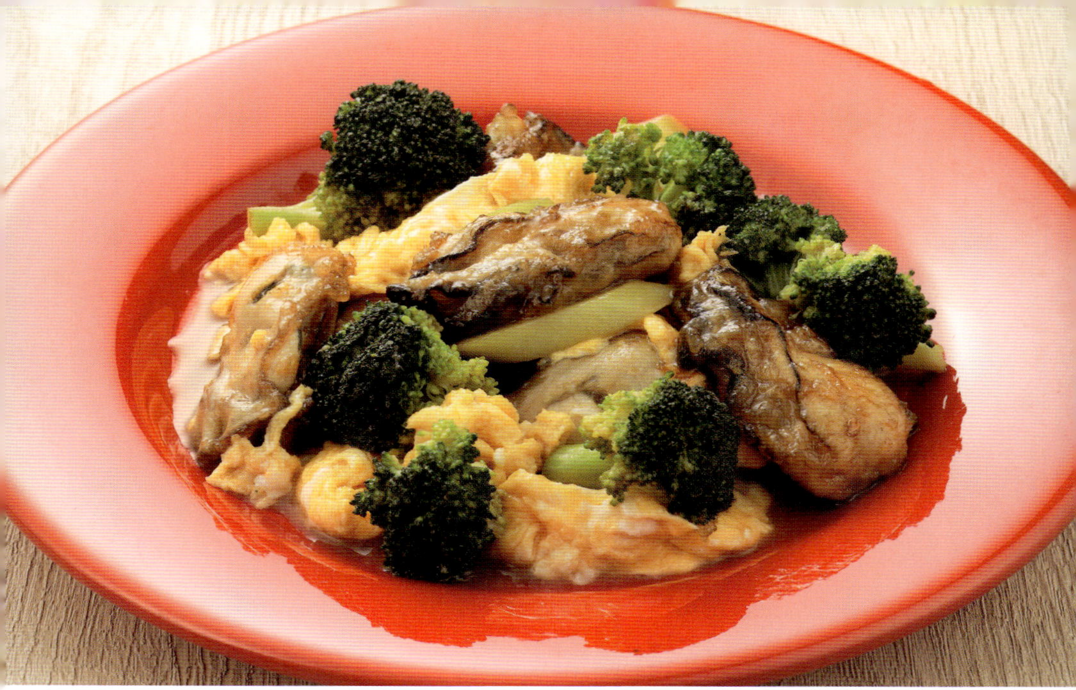

万能たれの牡蠣とブロッコリーの炒めもの

牡蠣もブロッコリーも、からだの芯から力をつけてくれる食材です。
血を補い、元気をつけたいときに。

材料（2人分）

- 牡蠣(生食用) …… 6個
- ブロッコリー …… 1/2株
- 卵 …… 2個
- 万能たれ(p.57参照) …… 大さじ1
- 片栗粉 …… 適量
- ごま油 …… 適量
- 塩 …… 適量
- 黒こしょう …… 適量

作り方

1 牡蠣はよく洗い、ブロッコリーは房に分ける。卵は溶いておく。

2 鍋に水を1㎝くらい入れて沸かし、塩とごま油少々、ブロッコリーを入れて蓋をし、色よくブロッコリーに火を通す。

3 中華鍋（またはフライパン）を強火で熱し、少し多めのごま油を入れる。溶き卵を入れて大きく2〜3回混ぜ、半熟状態で取り出す。

4 水気を切った牡蠣に軽く塩を振り、片栗粉を全体に薄くまぶす。3の鍋に多めのごま油をひき、牡蠣を入れてさっと火を通して油を切っておく。

5 再び鍋を熱し、2と4をさっと炒め合わせ、万能たれを加えて味を調え、3の卵も加える。

春 夏 秋 冬

元気
あたためる

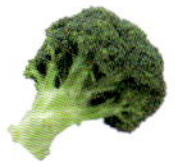

ブロッコリー➡p.106

豚肉の白菜ロール オリーブ煮

食べすぎ、飲みすぎ、胃腸を休めたいときにおすすめです。

材料（2人分）

- 白菜（大）…… 2枚
- 豚肉薄切り …… 180g
- グリーンオリーブ …… 16粒
- 水 …… 1・1/2カップ
- チャービル …… 適量
- ピンクペッパー …… 適量
- EXVオリーブオイル …… 適量
- 塩 …… 適量
- 黒こしょう …… 適量

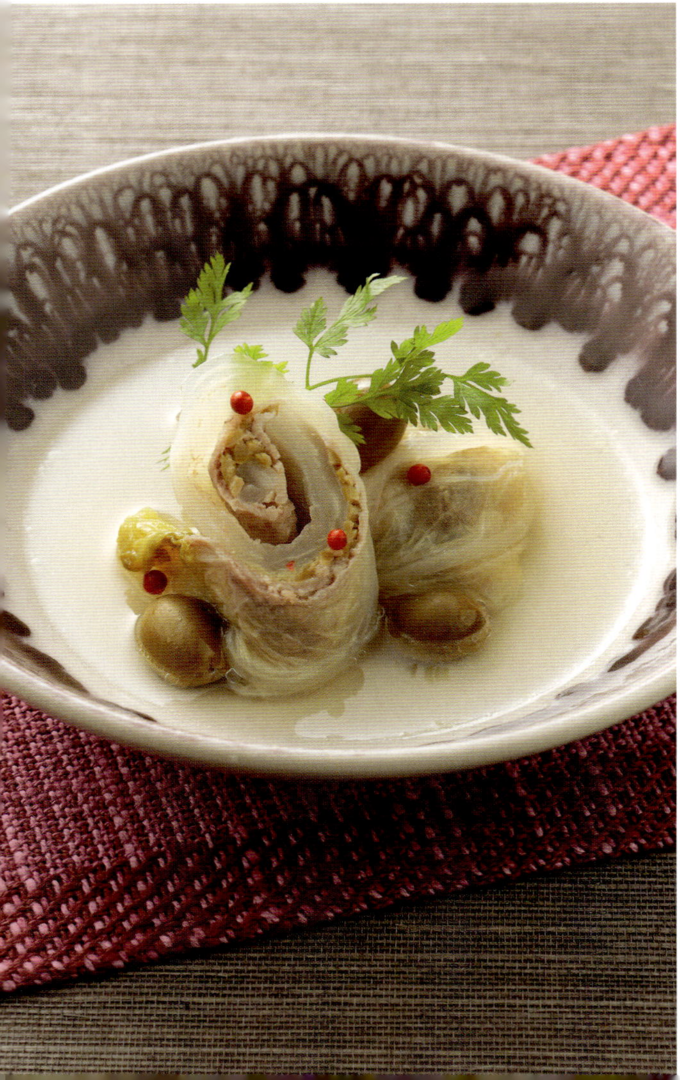

作り方

1 白菜はさっと塩茹でする。グリーンオリーブは10粒をみじん切りにし、残りは縦半分に切る。

2 白菜を広げてしっかり水気を拭き、根元に近い芯の部分を1cm幅に切る。

3 2の白菜の上に豚肉を広げてのせ、みじん切りにしたオリーブを散らし、1cm幅に切った白菜の根元部分を芯にして豚肉を包むように巻く。

4 鍋に3を入れ、水と残りのグリーンオリーブ、チャービルの茎を入れて蓋をし、火にかける。

5 沸騰したら火を弱め、アクを取りながら白菜が柔らかくなるまで煮て塩で味を調える。白菜を盛り、煮汁と残りのグリーンオリーブ、チャービルの葉とピンクペッパーを添える。お好みでオリーブオイルをかける。

春 夏 秋 冬　すっきり

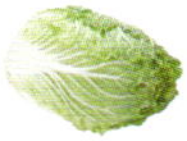

白菜➡p.105

材料（2人分）

ほたて貝柱 …… 6個
トマト(大) …… 2個
玉ねぎ …… 1/4個
ニンニク …… 1/2片
サフラン …… 少々
チャービル …… 適量
薄力粉 …… 適量
EXVオリーブオイル …… 適量
塩 …… 適量
こしょう …… 適量

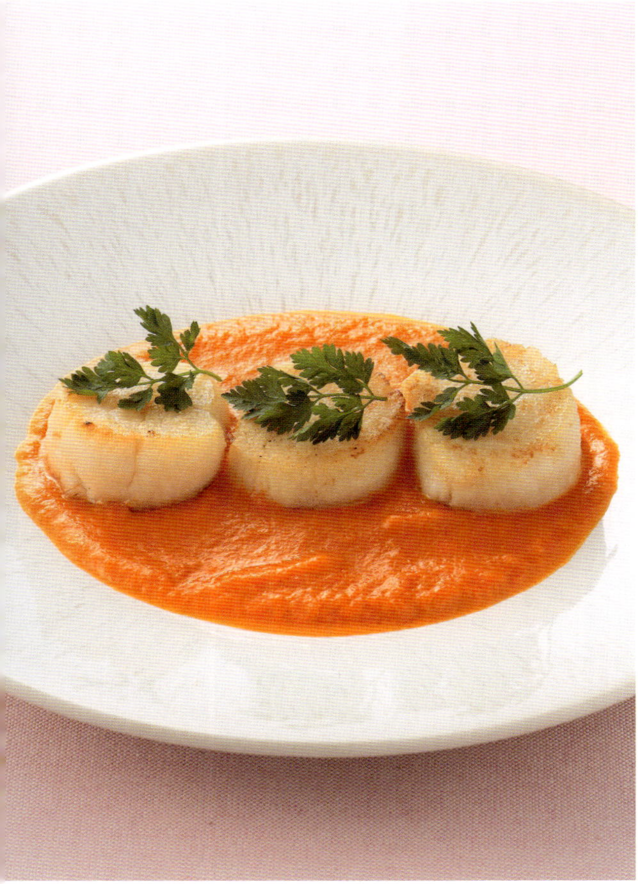

作り方

1 ほたて貝柱は塩、こしょうを振って10分おく。トマトは粗みじん切り、玉ねぎとニンニクはみじん切りにする。

2 鍋にオリーブオイルとニンニクを入れて弱火にかけ、ニンニクが色づいたら玉ねぎを加えて炒める。

3 2にサフランとトマトを加えて弱火にし、アクを取りながら半量になるまで煮る。

4 3に塩を加えて味を調え、火を止める。粗熱をとってミキサーにかける。

5 ほたて貝柱の水気を拭きとって薄力粉をまぶす。フライパンを熱して多めのオリーブオイルを入れ、ほたて貝柱を焼く。

6 器に温めた4のトマトソースを敷いて5をのせ、チャービルを添える。

春 夏 秋 冬

さわやか
めぐり

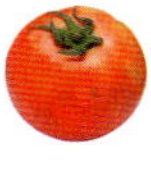

トマト➡p.104

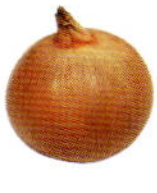

玉ねぎ➡p.101

ほたて貝のポワレ サフラントマトソース

サフランが血のめぐりをよくしてくれます。
熱く、渇いたからだを潤したいときに。

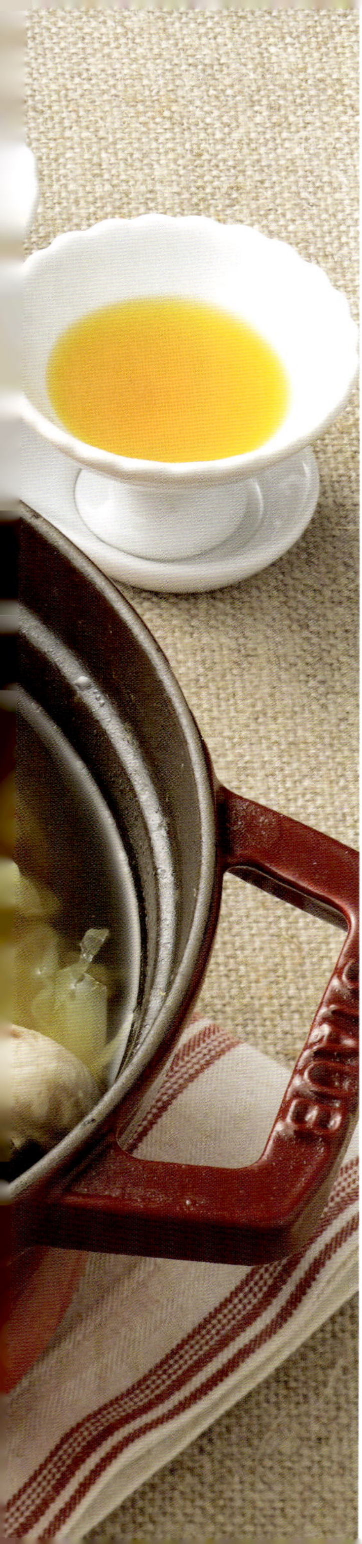

ポトフ

鶏肉を焼くことで、しっかり旨みが
出たスープに仕上がります。
ほんの少しの塩味で十分です。

材料（2人分）

鶏もも肉ぶつ切り …… 600g
ペコロス …… 4個
マッシュルーム …… 4個
にんじん（ミニ） …… 4本
キャベツ …… 1/4個
じゃがいも（小） …… 4個
水 …… 4カップ
オイル …… 適量
塩 …… 適量

作り方

1 鶏肉は塩を振っておいておく。にんじんとじゃがいもは皮をむき、キャベツはタテ半分に切る。

2 鍋を熱してオイルをひき、よく水気を拭いた鶏肉を皮目からきつね色になるまで焼く（p.74参照）。

3 火を止めて余分な脂を拭きとり、水を注いで鍋底についた旨味を取る。

4 3に残りの野菜を加え、しっかり蓋をして火にかけ、沸騰したら火を弱めて肉がやわらかくなるまで煮る。塩で味を調えて器に盛る。お好みで、オリーブオイル、粒マスタード、ジェノベーゼ、黒こしょうなどをかける。

春 夏 秋 冬
元気
すっきり

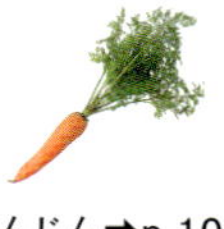

にんじん➡p.106

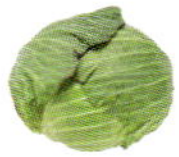

キャベツ➡p.100

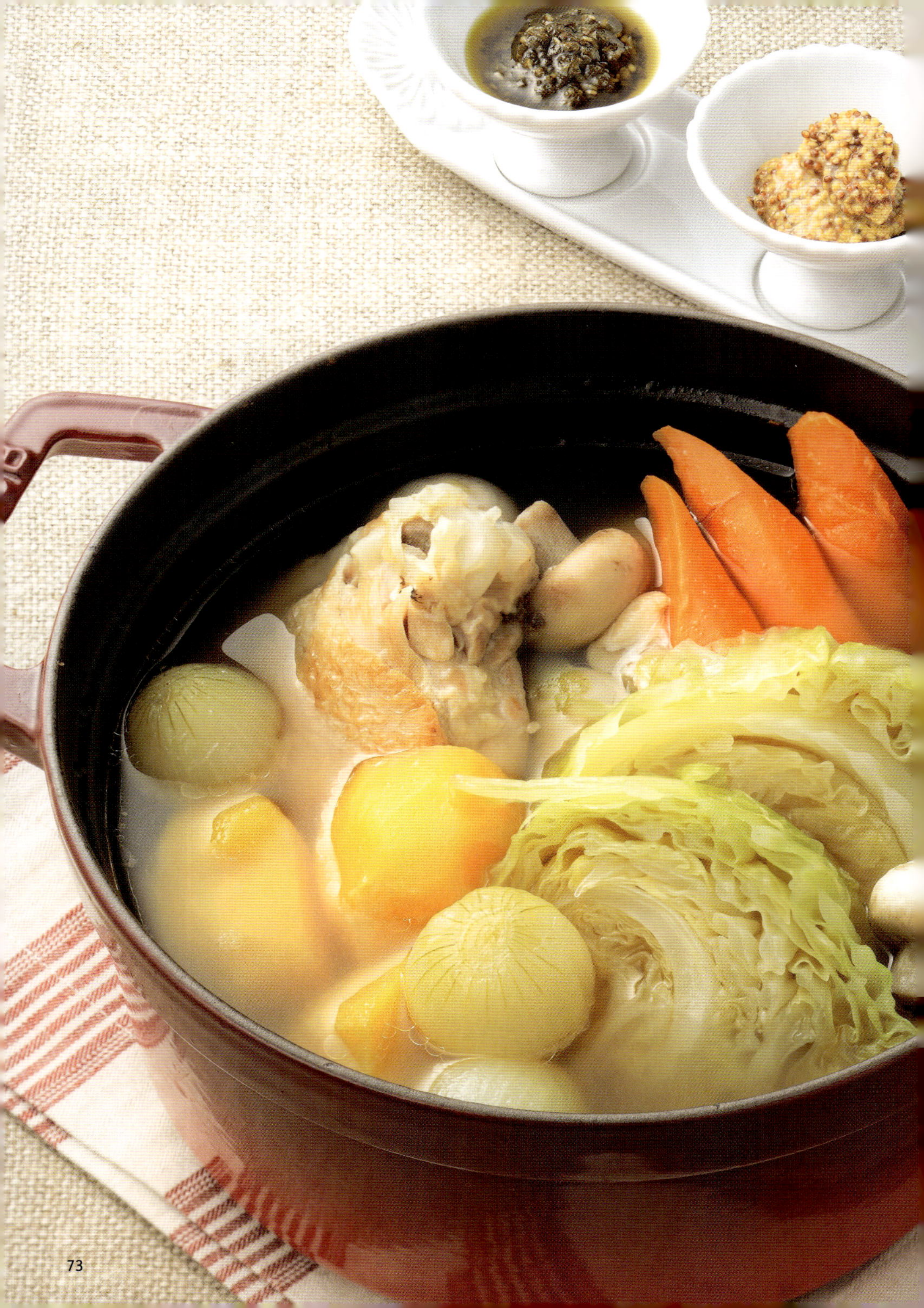

肉の上手な焼き方

肉を上手に焼くコツは、焼き色をつけて、火を通しすぎずに焼くことです。
火の通し方で、味も食感も違ってきますし、脂の摂取量も変わってきます。

ポイント1　しっかり焼き目をつける

豚肉は、筋切りをし、塩を振って水分をふき取ります。熱したフライパンにオイルをひき、豚肉を入れたら、肉を動かさずに強めの火で片面をしっかり焼き、7～8分目まで火を通します（写真1）。このとき、水分が出て浮いてきた部分を押さえながら焼くと、全体にむらなく焼き目がつきます。片面にしっかり焼き目がついたら（写真2）、裏返してさっと焼いて火を止めます。

ポイント2　余分な脂を落とす

鶏肉は、筋切りをし、塩を振って水分をふき取ります。熱したフライパンにオイルをひき、鶏肉を入れて強めの弱火でしっかり脂が出てきれいな焼き色がつくまで皮目から焼きます。焼き色がついたら、裏返してもう片面を焼き、火を通します。途中、脂が多く出てきたら（写真3）、キッチンペーパーなどで余分な脂を取り、しっかり脂を切って盛りつけます。

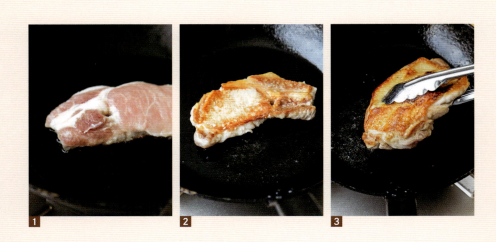

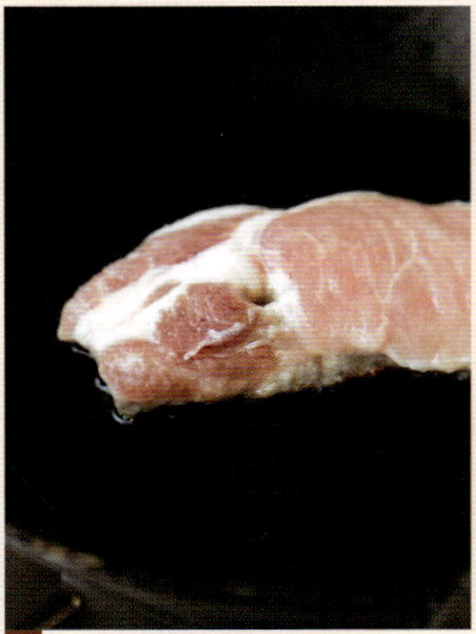
1

2

3

かんたん&からだがよろこぶ60品

ごはんと麺

しいたけあんかけご飯
焼きとうもろこしそうめん
キーマカレー
しょうがと水菜のペペロンチーノ
キヌア雑炊
きのこと干し貝柱のお粥
大根と菊花のお粥
豆腐と高菜漬けのうま煮
梅干し湯豆腐

しいたけあんかけご飯

旨みたっぷりのしいたけの餡で、ご飯がすすみます。
焼きそばや麺にかけてもおいしくいただけます。

材料（2人分）

干ししいたけ …… 5枚
しいたけの戻し汁
…… 1・1/2カップ
ちんげん菜 …… 1・1/2束
鶏がらスープ …… 150㎖
ご飯 …… 3膳
葛粉 …… 約5g
（または片栗粉
大さじ1・1/2）
オイル …… 適量
塩 …… 適量

★合わせ調味料
醤油 …… 大さじ1
きび糖 …… 大さじ3/4
オイスターソース
…… 大さじ1/2

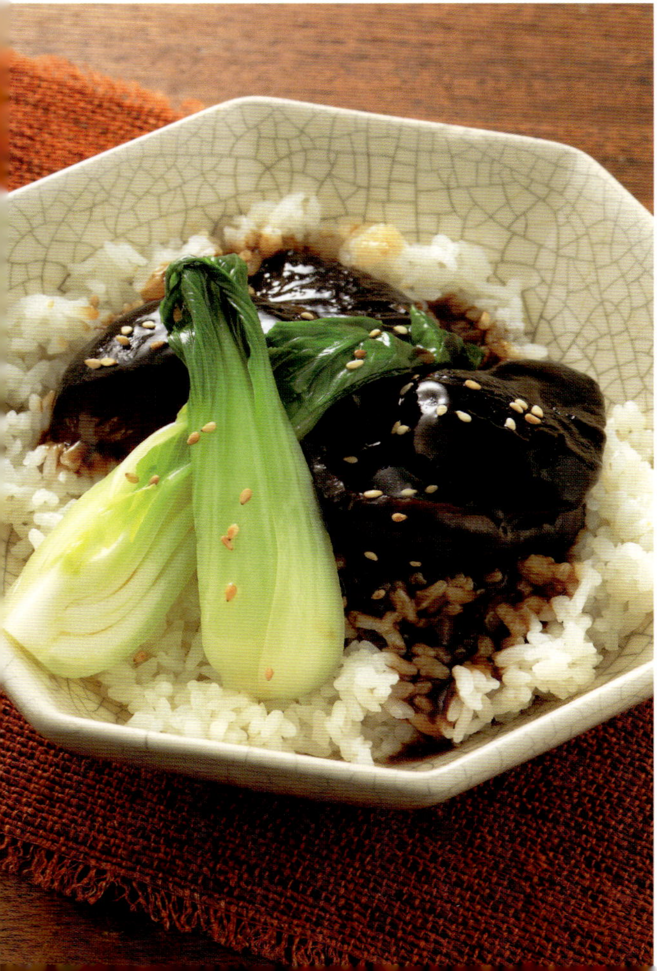

作り方

1 干ししいたけを2カップの水で戻して水気をしっかりきり、半分にそぎ切りする。ちんげん菜はざく切りにする。合わせ調味料を混ぜ合わせ、葛粉を水大さじ2で溶く（片栗粉の場合も水大さじ2）。

2 中華鍋（またはフライパン）を火にかけ、オイルと塩を一つまみ入れ、ちんげん菜をさっと炒めてザルに上げておく。

3 再び鍋を熱してオイルを入れ、しいたけをさっと炒めて、合わせ調味料、鶏がらスープ、しいたけの戻し汁を加える。沸騰したら火を弱め、アクを取りながら煮る。

4 10〜15分たったら2のちんげん菜を加えて塩で味を調える。

5 4に水で溶いた葛粉でとろみをつける。炊きたてのご飯を器に盛り、餡をかける。

春 夏
秋 冬

元気
すっきり

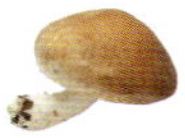

しいたけ➡p.101

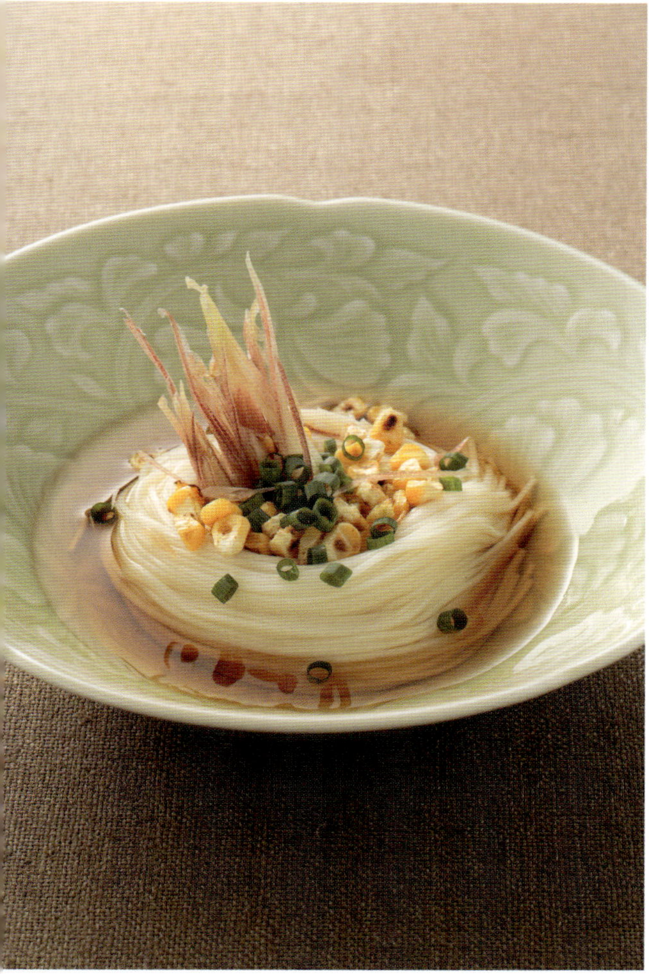

材料（2人分）

そうめん …… 2束
とうもろこしの実
…… 1/2カップ分
みょうが …… 2個
自家製だし醤油（p.56参照）
…… 大さじ2・2/3
あさつき（または万能ねぎ）
…… 適量
オイル …… 適量

作り方

1 フライパンを熱してオイルをひき、とうもろこしに焼き目をつけ、塩で味を調える。だし醤油を冷水2カップで割ってつけ汁を作る。みょうがは縦に切って薄切りにする。

2 そうめんを茹で、冷水にとってぬめりを取り、よく水気を切って器に盛る。

3 2につけ汁を注ぎ、とうもろこし、みょうが、小口切りにしたあさつきを盛る。

春 夏
秋 冬

すっきり
元気
食欲

焼きとうもろこしそうめん

食物繊維が豊富で、ビタミンやミネラルがバランスよく含まれる
とうもろこしを香ばしく仕上げ、みょうがとともにいただきます。

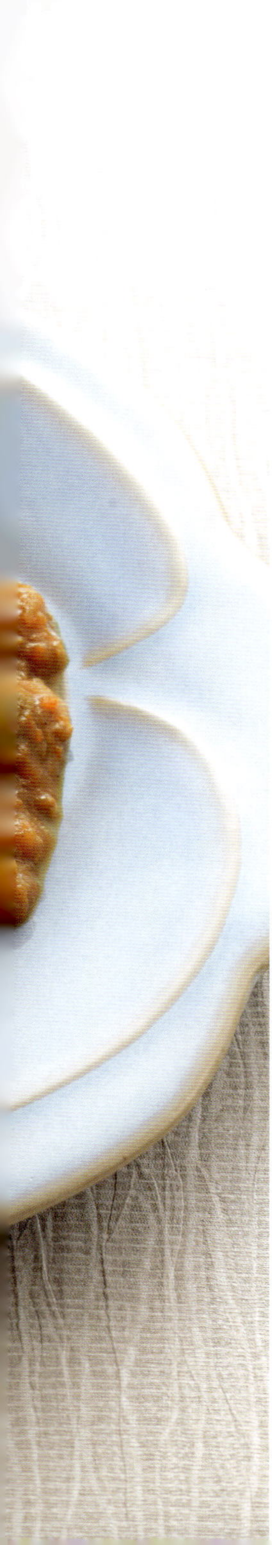

キーマカレー

後味のさわやかなカレーです。
多めにできあがりますので、まとめて作って冷凍することもできます。

材料（2人分）

鶏ひき肉 …… 100g
玉ねぎ（大） …… 1個
にんじん …… 1/2本
トマト（小） …… 4個
パプリカ（赤または黄） …… 1個
グリーンオリーブ …… 6個
鶏がらスープ …… 150mℓ
カレー粉 …… 小さじ4
薄力粉 …… 小さじ2
カルダモン（殻をとってみじん切り） …… 小さじ1/4
クミン（ホール） …… 小さじ1/4
しょうが（みじん切り） …… 大さじ1
ニンニク …… 1/2片
オイル …… 適量
塩 …… 適量

作り方

1 玉ねぎは薄切り、にんじんとニンニクはみじん切り、トマトは粗みじん切りにする。パプリカは種をとって1cm角に切る。

2 鍋を熱してオイルを入れ、玉ねぎを弱火で炒める。オイルが全体に回ったら蓋をして、じっくり水分が出るように蒸し焼きする。

3 玉ねぎの水分が出たら中火であめ色になるまで炒め、ニンニク、しょうがを加えて炒め、さらにひき肉を加えてほぐしながらしっかり炒める。

4 3にカレー粉、カルダモン、クミン、薄力粉を加えて絡めながら炒める。

5 4ににんじん、パプリカ、トマトの順に加えてさらに炒め、グリーンオリーブと鶏がらスープを加えて煮込み、最後に塩で味を調える。

春 夏 秋 冬
元気
めぐり
あたため

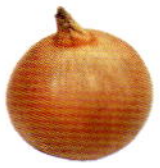

玉ねぎ➡p.101

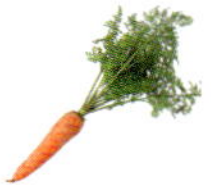

にんじん➡p.106

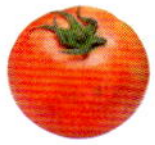

トマト➡p.104

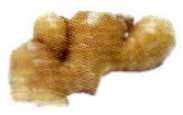

しょうが➡p.102

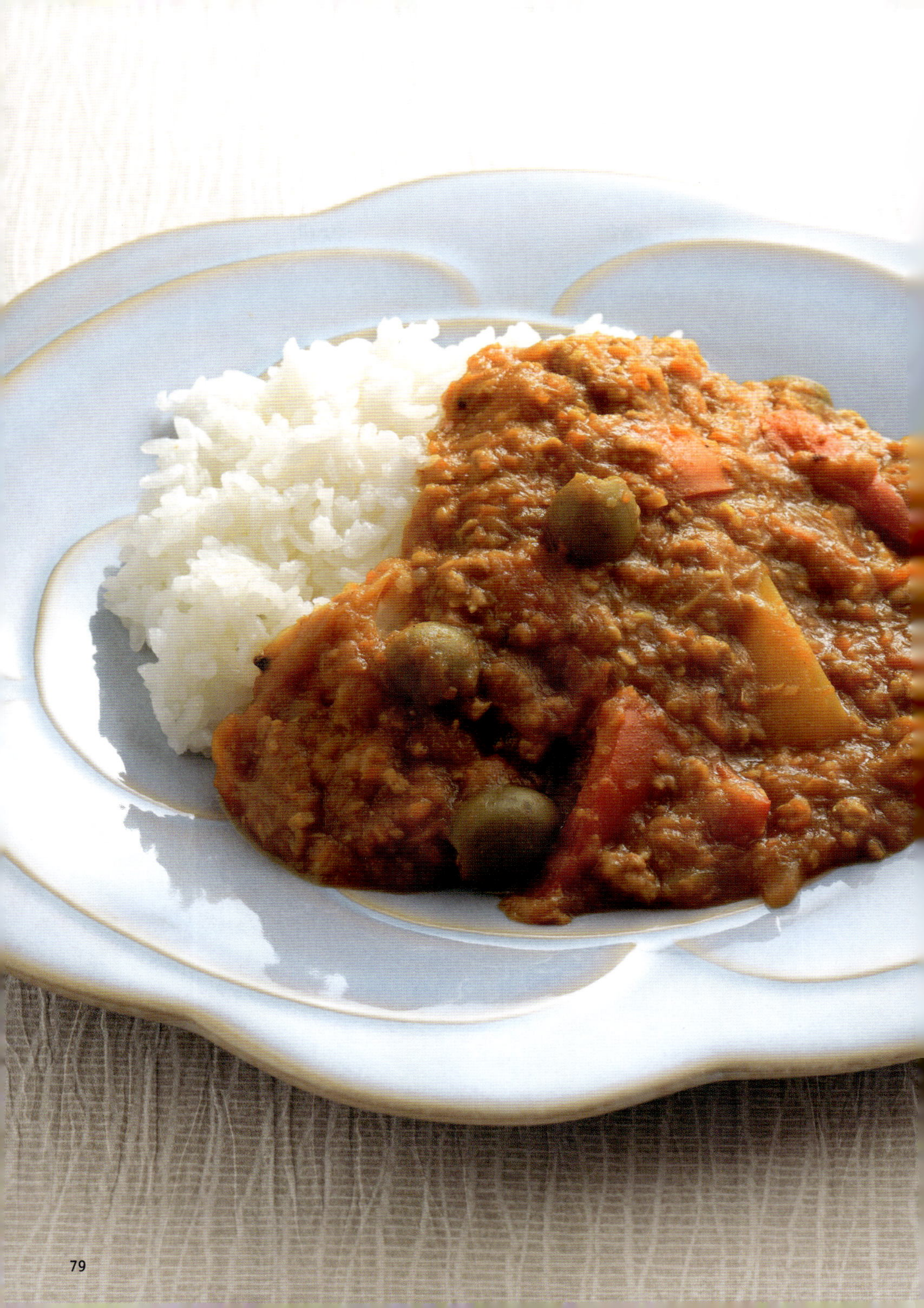

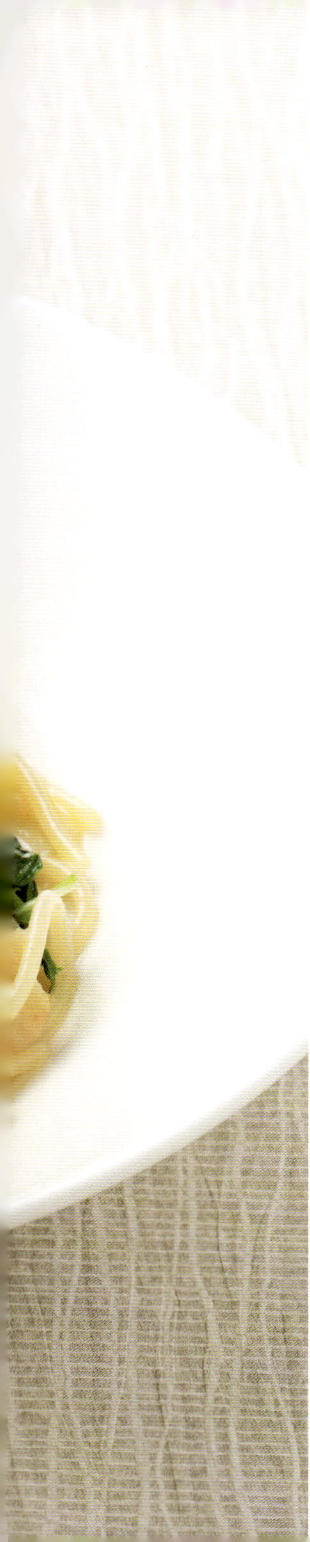

しょうがと水菜のペペロンチーノ

しょうがの香りとさわやかな辛味を感じる一品です。
辛さは好みで加減してください。

材料（2人分）

パスタ …… 160g
水菜 …… 1/2束
しょうがすりおろし …… 大さじ3
生ハム …… 30g
唐辛子（輪切り） …… 少々
ニンニク …… 少々
EXVオリーブオイル …… 大さじ2
塩 …… 適量
こしょう …… 適量

作り方

1 鍋にたっぷりの湯を沸かし、塩、オリーブオイル（分量外）を加え、パスタを茹でる。茹で時間は表示より1～2分短くする。水菜は4～5㎝、生ハムは食べやすい大きさに切る。ニンニクはみじん切りにする。

2 鍋にオリーブオイル、ニンニクを入れて弱火にかける。ニンニクが色づきはじめたら、しょうがのすりおろしを入れ、よく炒めて辛味を出す。

3 2に生ハム、唐辛子を入れてさっと炒め、水菜と1の茹で汁を1カップ加え、パスタも入れてアルデンテに仕上げ、塩、こしょうで味を調える。

春 夏 秋 冬　めぐり

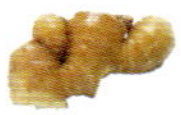

しょうが➡p.102

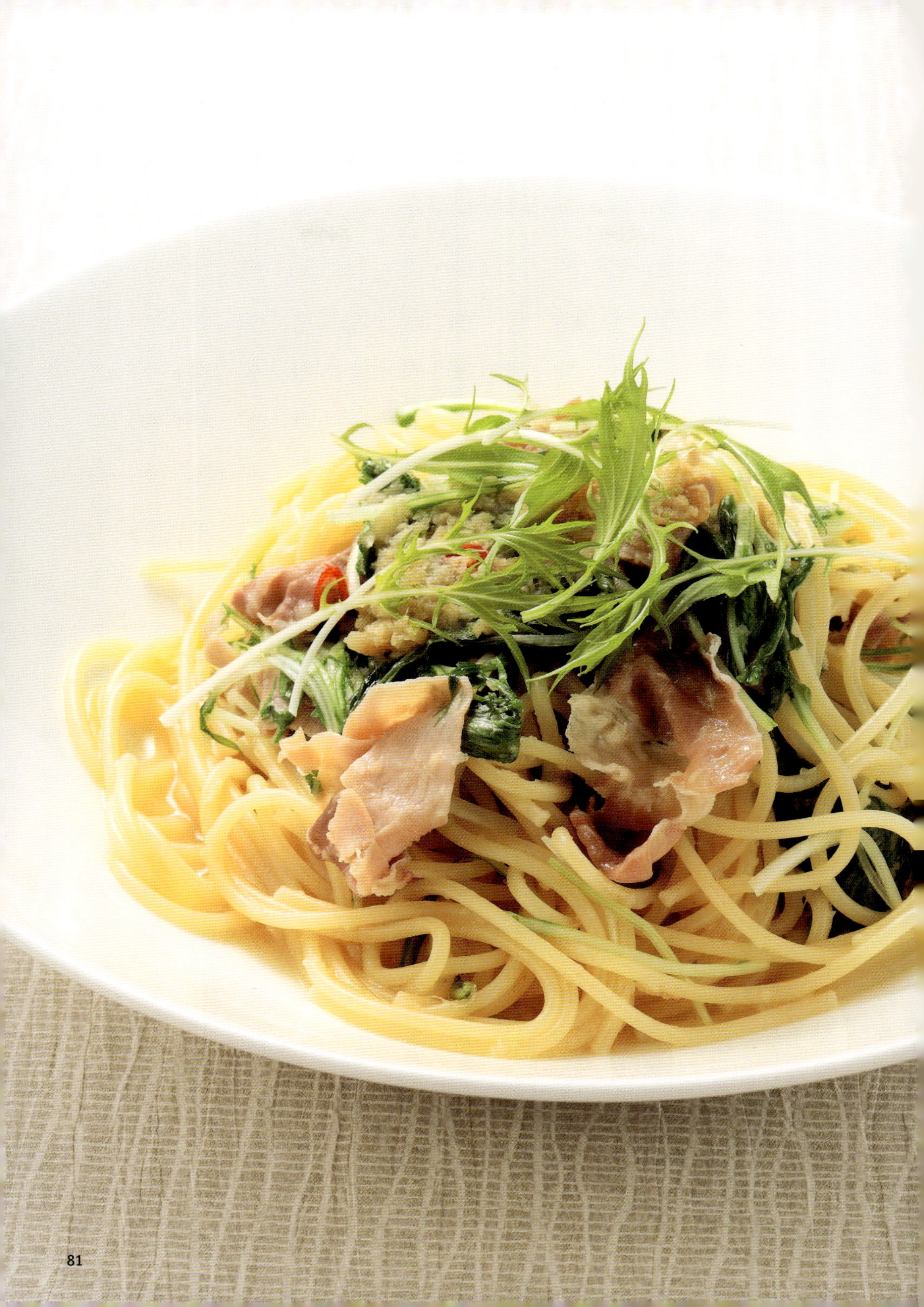

キヌア雑炊

キヌアは栄養価が高い食材です。
だしともよく合い、あっさりした雑炊に仕上がります。

材料（2人分）

- 茹でキヌア（p.58参照） …… 1・1/2カップ
- 梅干し（大） …… 2個
- だし汁 …… 3カップ
- あさつき …… 適量
- 塩 …… 適量

作り方

1 だし汁を温め、キヌアを加えて再び温める。

2 塩で味を調えて器に盛り、梅干しとあさつきを添える。

春 夏 秋 冬

すっきり
食欲

きのこと干し貝柱のお粥

貝柱ときのこの香り・旨味がたっぷりのお粥です。
お腹が冷えているときは、こしょうを効かせて。

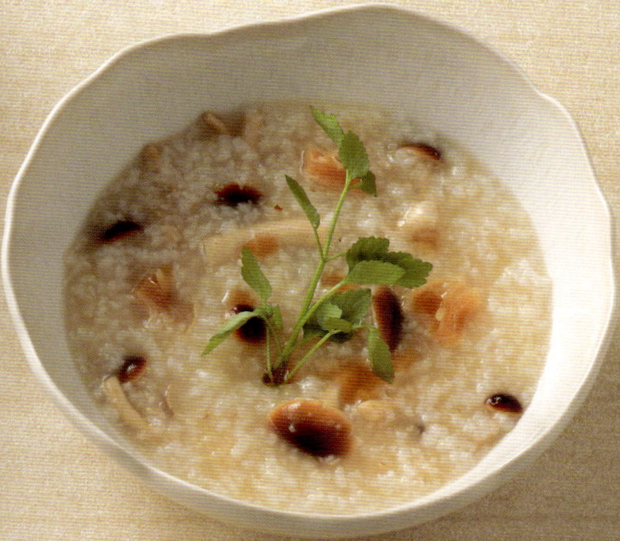

材料（2人分）

- 米 …… 1/2カップ
- 干し貝柱 …… 3個
- お好みのきのこ …… 1パック
- せり …… 適量
- ごま油 …… 少々
- 塩 …… 適量
- こしょう …… 適量

作り方

1 きのこは適当な大きさに分けておく。

2 土鍋に水5カップをはり、干し貝柱を入れて火にかけ、沸騰したら米を入れて蓋をする。

3 2が沸騰したら火を弱め、米が割れるまで火を通す。

4 3にきのこを加えて火を通し、塩で味を調え、ごま油をかける。器に盛ってせりを添える。こしょうはお好みで。

春 夏 秋 冬

元気
すっきり
食欲

大根と菊花のお粥

からだに熱がこもっているときや食欲のないときにおすすめです。

材料（2人分）

- 米 …… $\frac{1}{2}$カップ
- 大根 …… 10㎝
- 菊花 …… 2輪
- 三つ葉 …… 適量
- EXVオリーブオイル …… 適量
- 酢 …… 適量
- 塩 …… 適量
- 黒こしょう …… 適量

作り方

1 米は洗ってザルにあげ、大根は皮をむき1㎝角に切る。菊花は花弁を摘んで、酢を入れたお湯でさっと茹でて冷水にとる。

2 鍋に水5カップを入れて沸かし、米を入れる。米がやわらかくなったら大根を加え、米が割れるまで煮る。

3 2を塩で味を調え、菊花を加えて温める。器に盛り、オリーブオイルをかけて三つ葉を添える。黒こしょうはお好みで。

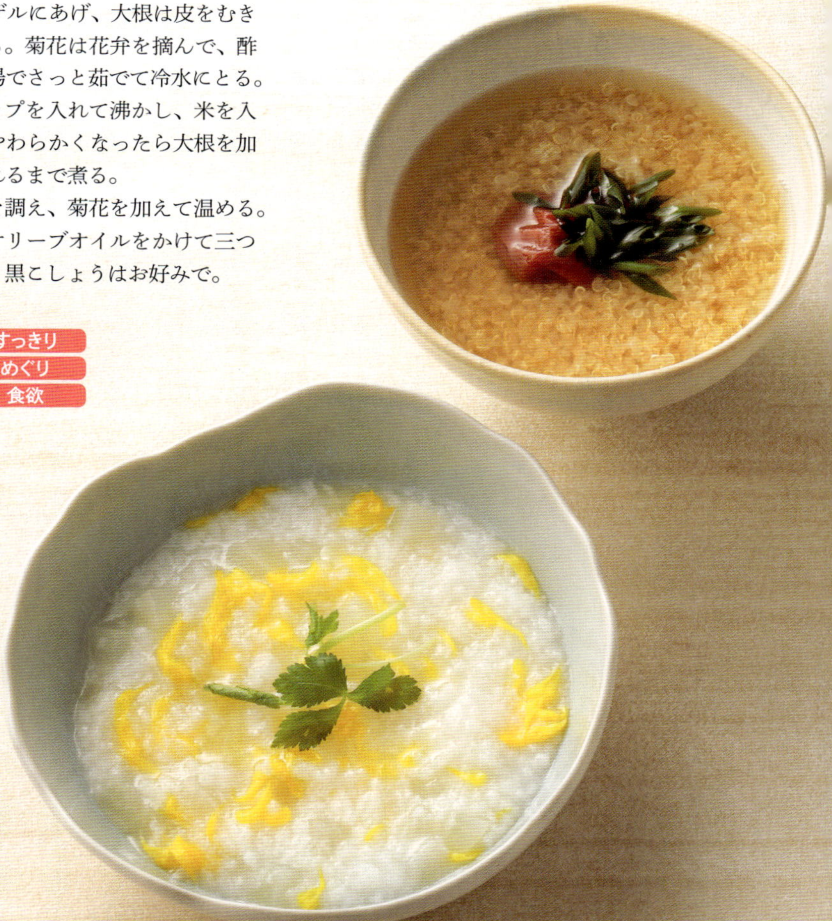

春　夏
秋　冬

すっきり
めぐり
食欲

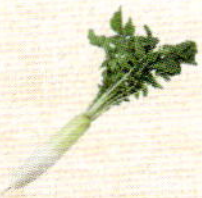

大根➡p.103

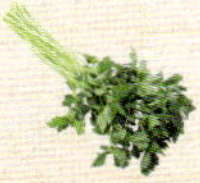

三つ葉➡p.104

豆腐と高菜漬けのうま煮

大人から子どもまで喜ばれる味です。
ごはんにかけて丼にしてもおいしくいただけます。

材料（2人分）

木綿豆腐 …… 1丁
鶏ひき肉 …… 100g
乾燥きくらげ …… 5g
高菜漬け …… 50g
しょうが（みじん切り）
…… 大さじ1
長ねぎ（みじん切り）
…… 大さじ3
鶏がらスープ
…… 2カップ
醤油 …… 少々
きび糖 …… 少々
酒 …… 少々
片栗粉 …… 小さじ2
オイル …… 大さじ1
ごま油 …… 少々
塩 …… 適量

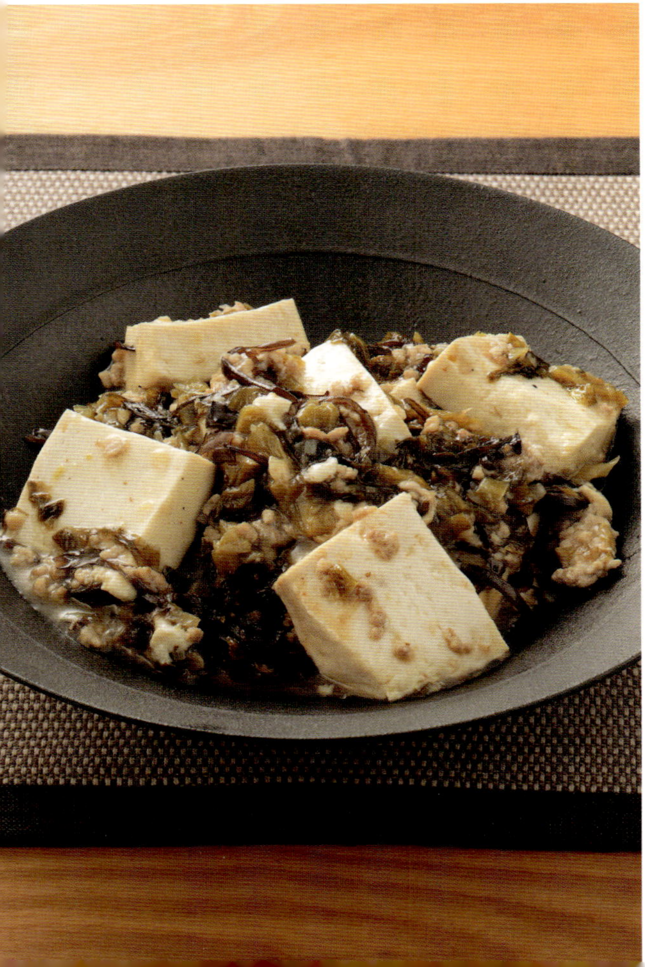

作り方

1 乾燥きくらげは水に戻して石づきを取り、細切りにする。豆腐は一口大に切り、高菜漬けは細かく刻む。片栗粉は大さじ1の水で溶いておく。

2 中華鍋（またはフライパン）を熱し、オイルをひいて、しょうが、ねぎを炒める。香りが出てきたら鶏ひき肉を加え、ほぐしながら少し焼き色がつくまで炒める。途中、水分が出てくるが、水分がしっかりとぶまで炒める。

3 2にきくらげを加えてさっと炒め、酒、鶏がらスープを注ぐ。豆腐を加えて沸騰したら火を弱め、アクを取りながら3〜4分煮る。

4 3に高菜を加えて醤油、塩、きび糖で味を調える。全体を混ぜながら水溶き片栗粉を加えて一度沸騰させ、とろみをつける。仕上げにごま油をたらして器に盛る。

春 夏 秋 冬

すっきり
さわやか
めぐり

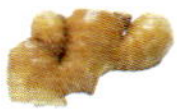

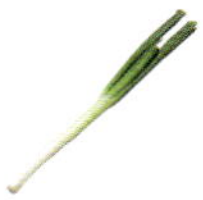

しょうが➡p.102　ねぎ➡p.107

梅干し湯豆腐

いつもの湯豆腐に飽きたときに。
違った風味を楽しめます。

材料（2人分）

- 豆腐 …… 1丁
- 梅干し …… 2個
- だし昆布 …… 5㎝
- EXVオリーブオイル …… 小さじ1/2
- 粗挽き黒こしょう …… 適量

作り方

1 梅干しは種をとってたたいておく。

2 鍋に昆布、水3カップを入れて弱火にかける。昆布からだしが出たら、いったん昆布を取り出し、豆腐を入れて温める。

3 梅干しとオリーブオイルを混ぜ合わせ、2にのせて粗挽き黒こしょうを振る。

春 夏 秋 冬

すっきり
食欲

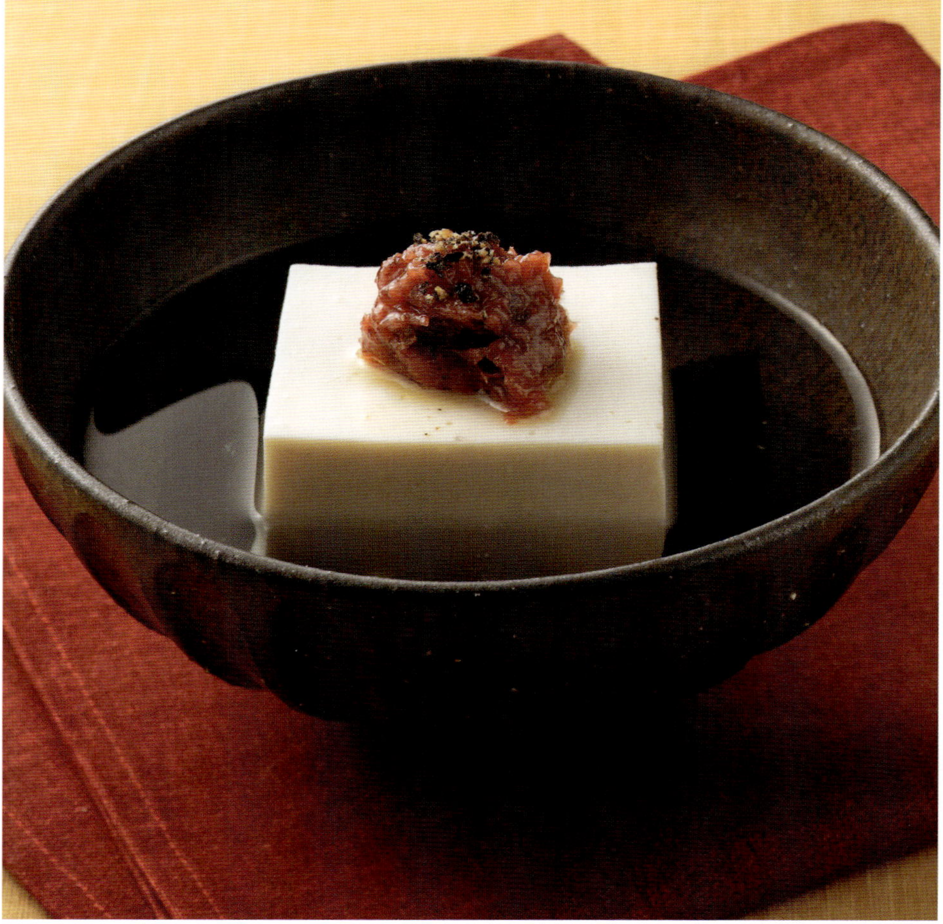

お弁当のワンポイント

野菜中心で彩りのきれいなお弁当は、気分も変わり、それだけで食欲も増します。気候のおだやかな日は、お弁当を持って出かけるのもよいでしょう。作りおきのものを上手に使って、手軽に楽しみながら作ってみましょう。

紅麹ごはん

温めて血行を促す紅麹を使った彩りごはん。米1合に紅麹大さじ½を入れて炊くだけで、からだもよろこび、見た目にも美しい。

ラディッシュの酢づけ

ラディッシュに塩をして水気をきり、バルサモビアンコ（p.94参照）を混ぜる。バルサモビアンコの代わりに、酢ときび砂糖を混ぜた甘酢でも可。

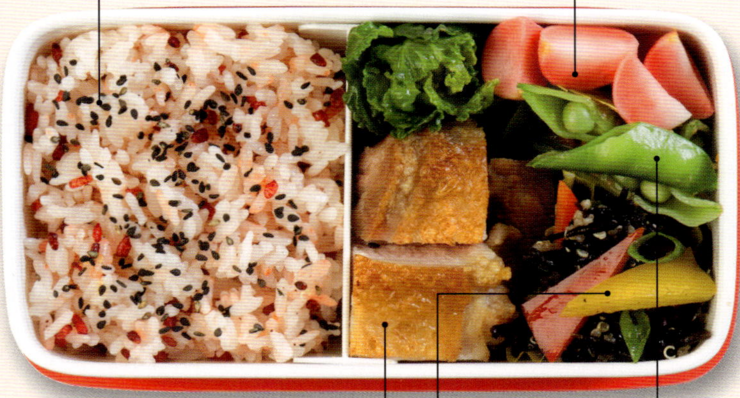

鶏肉のソテー

しっかり焼き目をつけて、余分な脂を落とした鶏肉のソテー（p.74参照）。しっかり焼けば、塩味だけでおいしい。

砂糖さやの味噌オリーブオイル和え

茹でた砂糖さやを味噌オリーブオイル（p.57参照）で和えただけ。絹さややスナップえんどうでもよい。

ひじきとパプリカのサラダ

p.39のサラダに茹でキヌア（p.58）を混ぜた一品。

かんたん&からだがよろこぶ60品

デザート

すいかジュース
レモン寒天
りんごにんじんジュース
ジャスミン風味の茶碗蒸し
グレープフルーツと菊花のデザート
メイプルソース豆乳ゼリー

すいかジュース

暑いときは、冷房にあたるよりすいかを食したほうが、
熱がひいて口の渇きをいやしてくれます。

材料（2人分）

すいか …… 1/8個
塩 …… 少々

作り方

1 すいかの皮をむき、種をとる。
2 すいかと塩をミキサーにかけ、ストレーナーなどで漉してグラスに注ぐ。

春 夏 秋 冬

さわやか
めぐり

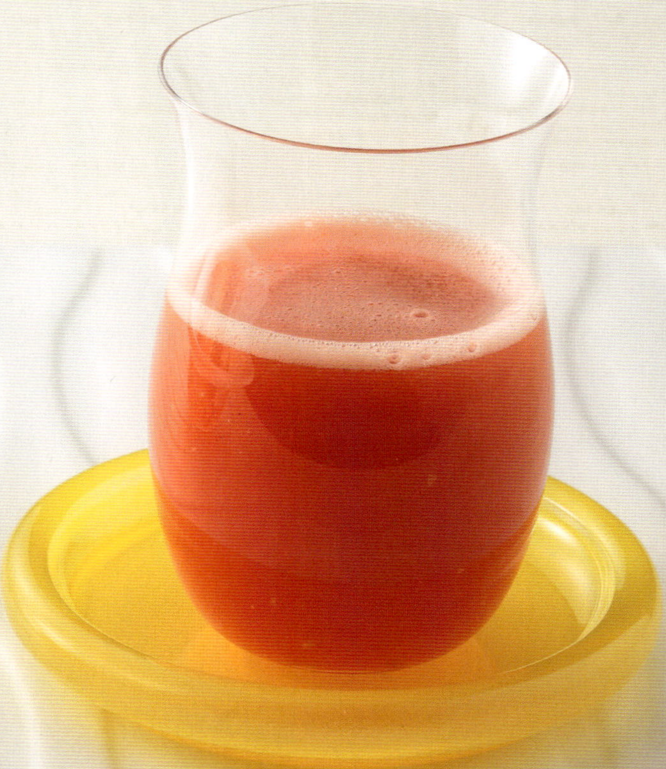

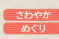

レモン寒天

からだが熱くて食欲がないときに。
レモンの香りがさわやかなデザートです。

材料（18×16cm 1台分）

レモンの果汁 …… 50mℓ
レモンの皮 …… 1個分
寒天の粉 …… 4.5g
きび糖 …… 60g
苺 …… 適量
ミント …… 適量

★シロップ
水 …… 150mℓ
氷砂糖 …… 30g

作り方

1 レモンの皮をすりおろす。
2 鍋に水3カップと寒天の粉を入れ沸騰させ、寒天の粉が溶けたらきび糖を加えて溶かす。
3 火を止めてレモン果汁を加え、鍋底に冷水を当てて混ぜながら粗熱をとる。少しとろみがついたら1のレモンを混ぜ、容器に流し込み冷やし固める。
4 シロップの材料を鍋に入れて火にかけ、氷砂糖を溶かし、冷ます。
5 3を適当な大きさに切って器に盛り、苺を添え、4のシロップを注いでミントを添える。

春 夏 秋 冬

すっきり
さわやか
食欲

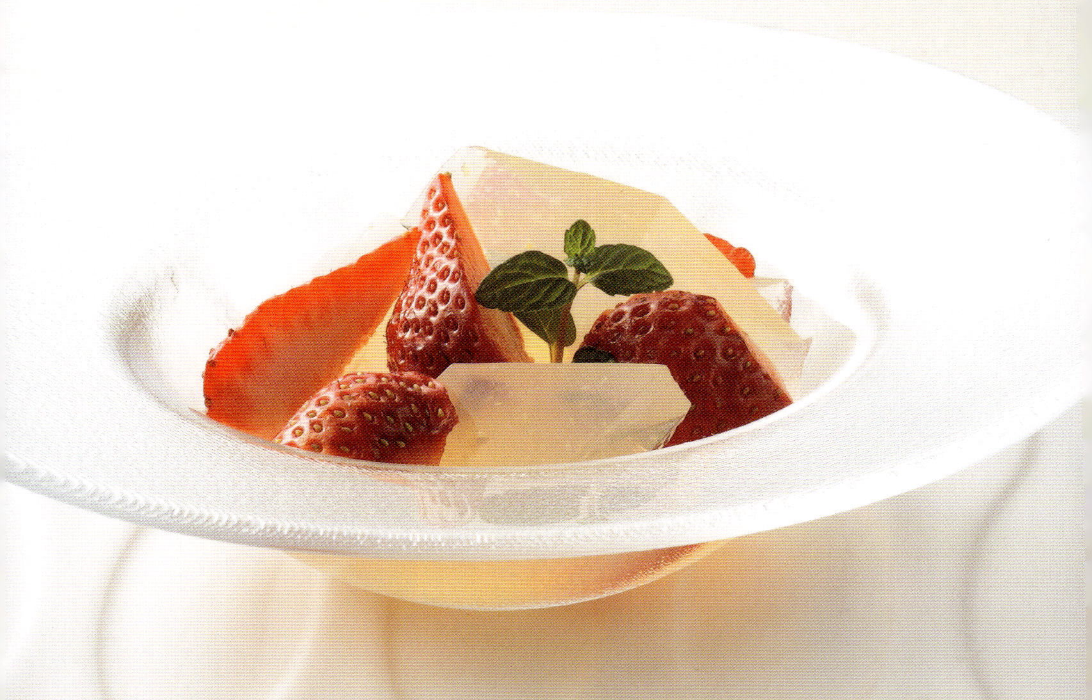

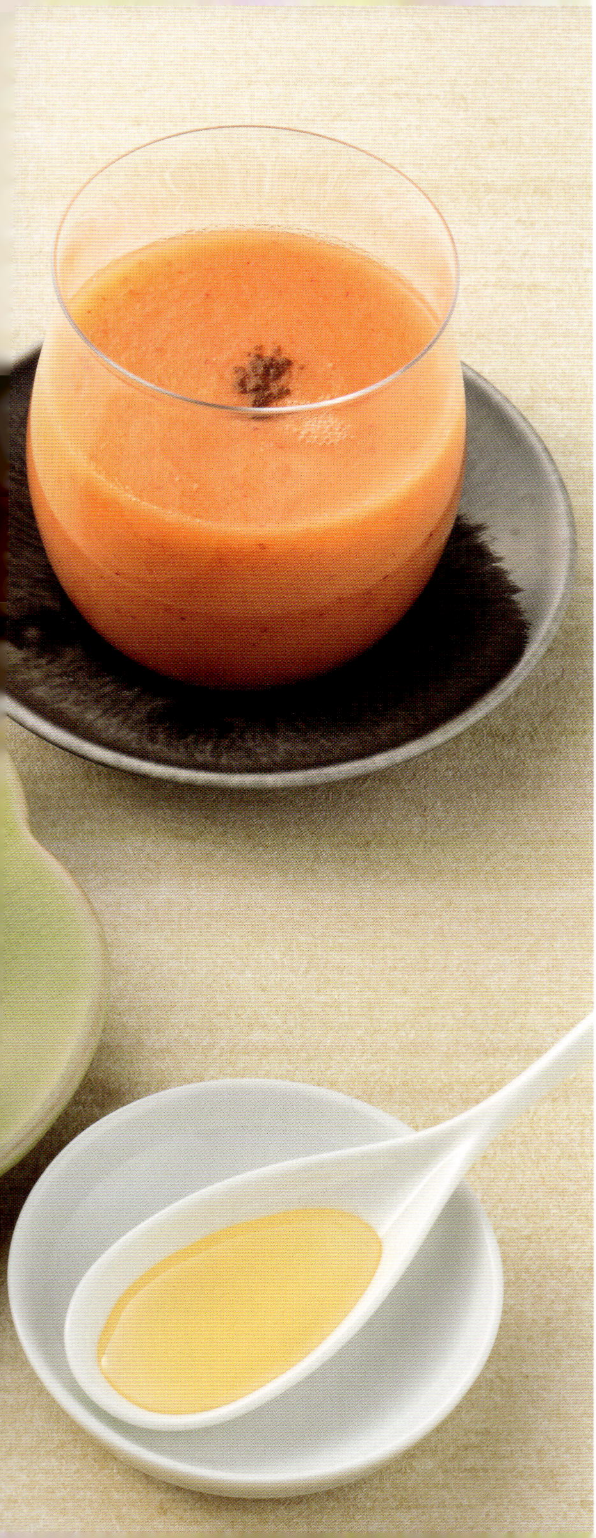

りんごにんじんジュース

シナモンが入っているので、
からだを冷やさずにジュースが飲めます。

材料（2人分）

りんご（大）…… 1/2個
にんじん（大）…… 1/2本
シナモンパウダー …… 小さじ1/4
水 …… 150mℓ

作り方

1 りんごは芯を取り、適当な大きさに切る。にんじんも適当な大きさに切る。
2 材料をすべてミキサーに入れ、回す。グラスに注ぎ、シナモンパウダーをふる。

春 夏 秋 冬

すっきり
さわやか
めぐり

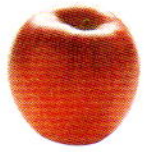

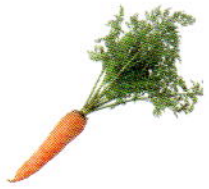

りんご➡p.107　にんじん➡p.106

ジャスミン風味の茶碗蒸し

温かくても冷たくても
おいしいデザート茶碗蒸しです。

材料（2人分）

濃い目のジャスミンティー
…… 120mℓ
牛乳 …… 60 mℓ
グラニュー糖 …… 10g
卵 …… 1個
蜂蜜 …… 適量

作り方

1 ジャスミンティーにグラニュー糖を溶かし、牛乳、溶き卵を混ぜ合わせ、漉す。

2 器に1を注ぎ、蒸気のあがったセイロ（または蒸し器）に入れる。強火で1分、弱火で約8分蒸しあげる。器を少しゆすって、真ん中まで固まっていれば取り出して、蜂蜜をかける。

春 夏
秋 冬

めぐり
食欲

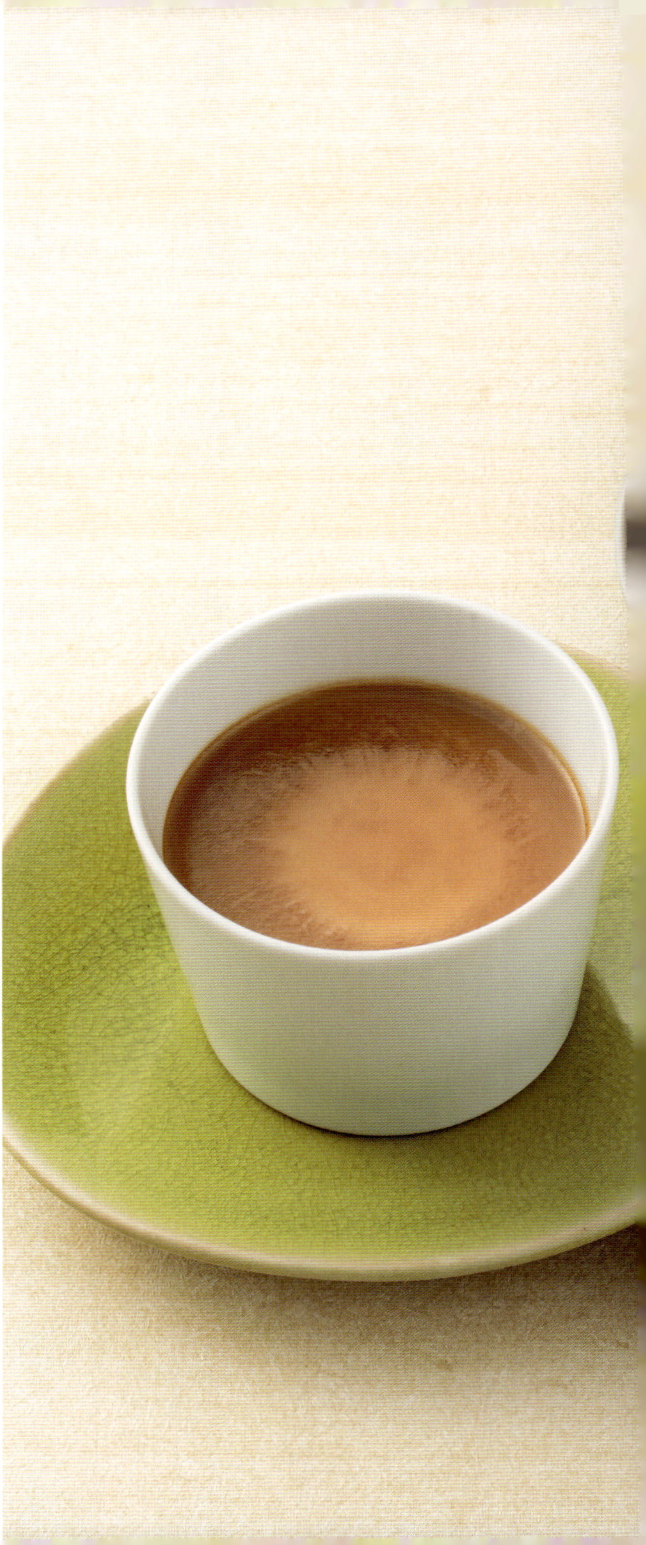

材料（2人分）

グレープフルーツ …… 1個
菊花 …… 4輪
酢 …… 適量

作り方

1 菊花は花弁をとる。
2 鍋にお湯を沸かし、酢を入れて菊花をさっと茹で、冷水にとる。
3 グレープフルーツは、天と地を落として皮をむき、房を取る。皮についた実の汁を搾る。
4 2と3の実、汁を和え、器に盛る。

春 夏
秋 冬

さわやか
めぐり

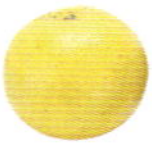

グレープフルーツ➡p.106

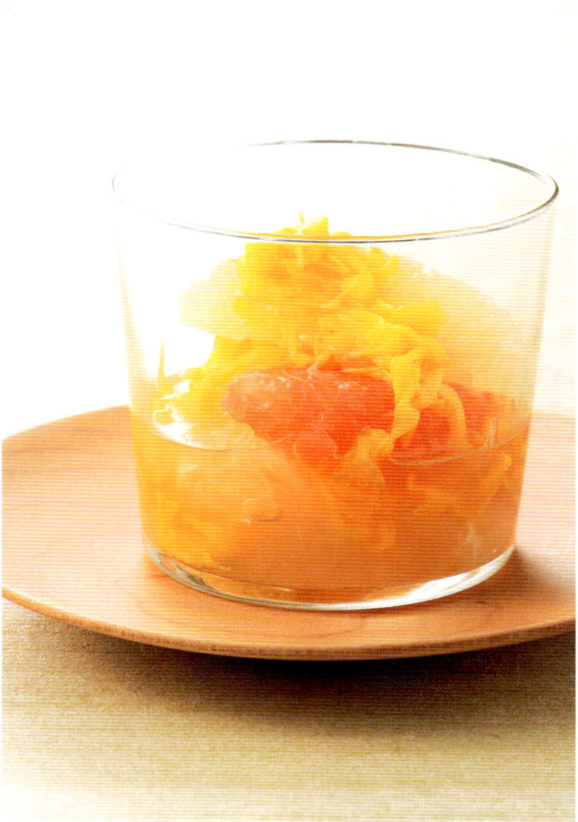

グレープフルーツと菊花のデザート

からだが熱いとき、
からだに力が入らないときにおすすめです。

メイプルソース豆乳ゼリー

黒蜜やお好みのフルーツソースなどをかけてもおいしくいただけます。
お腹が冷えているときはシナモンパウダーをかけて。

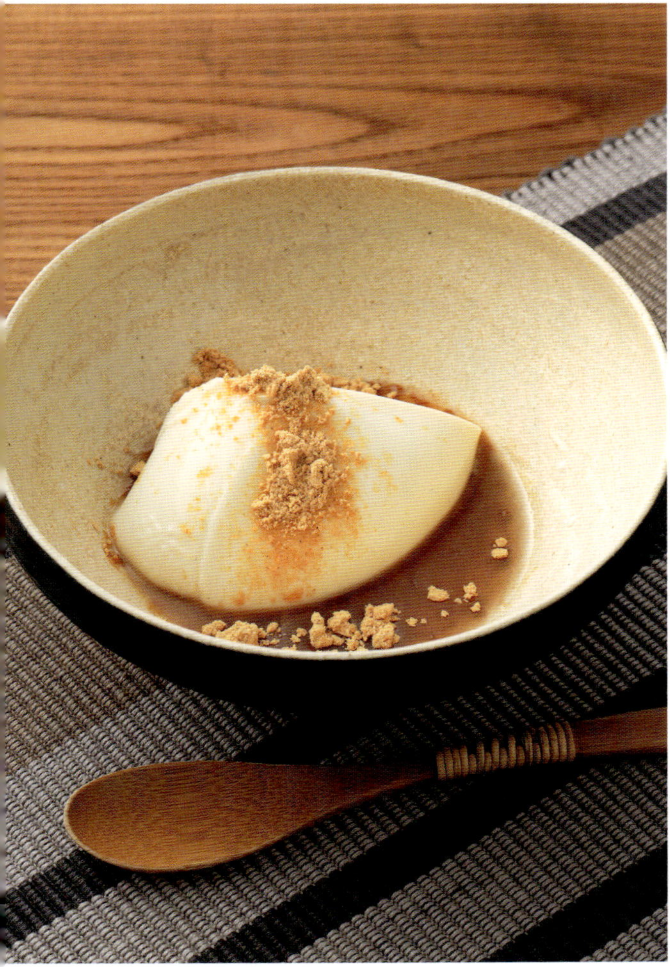

材料（2人分）

豆乳 …… 250mℓ
きび糖 …… 大さじ1
板ゼラチン …… 3g
メイプルシロップ
…… 小さじ8
黄粉 …… 適量

作り方

1 板ゼラチンを冷水1カップに浸しておく。
2 鍋に豆乳半量ときび糖を入れて火にかける。きび糖が溶けたら1を加えて溶かす。
3 2をボウルに移して残りの豆乳を加え、氷水をボウルに当てて混ぜながら粗熱をとり、冷蔵庫で冷やし固める。
4 3をスプーンですくって器に盛りつけ、メイプルシロップと黄粉をかける。

春 夏
秋 冬

元気
食欲

オリーブオイル

オリーブの果実から作られるオリーブオイルは、IOC（国際オリーブ協会）によって8等級に分類されている。大きくは、果実をそのまま搾った①「バージンオリーブオイル」、②「精製オリーブオイル」、「精製オリーブオイル」に「バージンオリーブオイル」をブレンドした③「オリーブオイル」の3つに分けられ、さらにその中でグループ分けされている。

なかでも最も品質のよいのは、①の「バージンオリーブオイル」のうち酸度が0.8%以下の「エクストラバージン（EXV）オリーブオイル」で、大変香りのよいもの。日本では、この他に③の「オリーブオイル」のうち、酸度が1.5%以下と定められた「ピュアオリーブオイル」と「オリーブポマースオイル」が販売されている。「ピュアオリーブオイル」は、安価ではあるが、「精製オイル」に風味を加えるために「バージンオリーブオイル」をブレンドしているだけで、ブレンドの比率はほとんどが10%以下。

醤油

醤油のうち、原料である大豆と小麦を、麹菌などの微生物の力のみで発酵・熟成させて醸造したものを「本醸造醤油」という。さらに、本醸造のなかでも、醸造を促進するための酵素や食品添加物を使用していないものだけを「天然醸造醤油」と呼ぶ。樽仕込みのものは、さらに香りがよくなる。

料理酒

旨味成分を残しながらも、化学調味料が添加されていない料理酒を選びたい。そのまま飲んでもおいしいと感じられるものがおすすめ。みりんも同様。

酢

酢には、大きく分けて「穀物酢」と「果実酢」と「合成酢」があり、「穀物酢」にはさらに「米酢」「大麦黒酢」「米黒酢」がある。「米黒酢」は、米の使用量が酢1ℓにつき180g以上と決められているが、栄養価の高い玄米のみを使った黒酢がおすすめ。玄米、麹菌、水を入れた壺を屋外において長期熟成した琥珀色の黒酢は、自然に糖化、アルコール発酵、酢酸発酵が進み、必須アミノ酸を多く含んでいる。

バルサミコ酢

イタリアの伝統的な調味料であるバルサミコ酢。似た調味料にワインビネガーがあるが、バルサミコ酢はぶどう果汁を濃縮させ、木の樽に入れて数年にわたって自然発酵させたもの。なかには数十年の長期熟成のものもある。一方、ワインビネガーは、ぶどう果汁に酵母を加えてアルコール発酵させた後、酢酸菌を添加して三か月程度発酵させて作る。

必須の調味料ではないが、フルーティな甘みとコクがあるので肉料理にも合ううえ、白バルサミコ酢（バルサモビアンコ）は、三杯酢や甘酢代わりにも使えて便利。

調味料の選び方

天然素材のみで作られた調味料を使うことで、食材のおいしさも引き立ち、
からだにやさしい料理に仕上がります。
以下を参考に、自分に合った調味料を見つけてください。

塩

塩は、料理の基本となる調味料。できるだけ何も添加せず、加工をしていない天然のものがおすすめ。

天然塩には、海水から作る「自然海塩」、塩の鉱床から作る「岩塩」、死海などの塩湖から採れる「湖塩」があり、塩化ナトリウム以外にカルシウム、マグネシウム、鉄、カリウムなどの物質を含む。日本では、海水をくみ上げて天日干しした自然海塩が多く、ミネラルが豊富。

一方、「食卓塩」は、輸入した原塩を溶解し、ごみなどの粗雑物を除去して煮詰め直して作られたもので、99%以上が塩化ナトリウム成分。そのうち、イオン交換膜法により濃縮塩水を煮詰めて水分を蒸発させた結晶が「食塩」と呼ばれる。

砂糖

ひとくちに「砂糖」といってもいろいろな種類があり、その違いは精製の度合い。大きくは、さとうきびの搾り汁を煮詰め、不純物を除いて固めた「黒糖」などの「含蜜糖」と、それ以外の「分蜜糖」に分かれる。分蜜糖の代表「上白糖」は、化学的な精製方法でショ糖以外のたんぱく質やミネラル分などを取り除いてできた液糖を結晶化させたもの。

一方、含蜜糖は、ミネラルなどの栄養価が高く、さとうきびの搾り汁を煮詰めて結晶化した「きび糖」、そこから遠心分離で糖蜜を取り去った「洗双糖」などがある。色のついた砂糖でも、「三温糖」や「中ザラ糖」は、白砂糖の残りの蜜を煮詰めたために色がついているもので、成分は白砂糖とさほど違いはない。

オイル

頻繁に使うオイルにもさまざまな種類があり、純度が高く自然な製法で作られたものも増えてきた。

家庭で一般的な「サラダ油」は、JAS（日本農林規格）により定められた原料を使い、JAS認定工場で作られたものを指している。JAS規格は、低温の条件下で一定時間おいても凝固や白濁のないものが条件となっており、それだけ高精製のものと言える。さらに、溶剤抽出法という方法で作られているため、主原料である大豆から油を抽出する際には化学溶剤が使われている。

化学溶剤を使わずに圧搾製法で作られたオイルには、酸化しにくいオレイン酸が豊富な紅花油、骨を丈夫にするビタミンKが豊富に含まれている菜種油などがある。これらは、日本に古くからある安全な製法で作られたオイル。好みに応じて使い分けたり、混ぜて使うのもよい。

野菜のチカラを活かす食べ方

丹羽真清
デザイナーフーズ代表

本書のレシピに使われている野菜を中心に、野菜の選び方を紹介します。それぞれの野菜の旬の時期も記してありますのでお役立てください。

栽培方法、季節でおいしさが変わる

ホウレン草はいつも同じだと思っていませんか。ホウレン草の旬は冬です。左のグラフは、二〇〇三年からの一一年間の、毎月のホウレン草のデータです。抗酸化力、ビタミンC含量、糖度、硝酸イオン含量を測定したもので、明らかに冬はおいしくて力があることを示し、夏は逆のカーブになっています。もちろん、産地や栽培方法も大きく影響しますが、まず野菜の旬を知り、その時期に食べることが大事です。

私たちも自然界のなかで生きています。ストレスを感じたり、バランスが崩れそうになった時に、季節の食材は私たちのからだを回復させてくれます。

野菜は、大きく分けると果菜類、根菜類、葉菜類になり、おおよそ夏は果菜類が多く穫れ、からだを温める根菜類は冬、葉菜類は冬と夏、とそれぞれに旬があります。レシピのページに季節のアイコンが表示されていますので、なるべくその季節に食べてください。力のある野菜であっても、

ホウレン草（2003～2013）

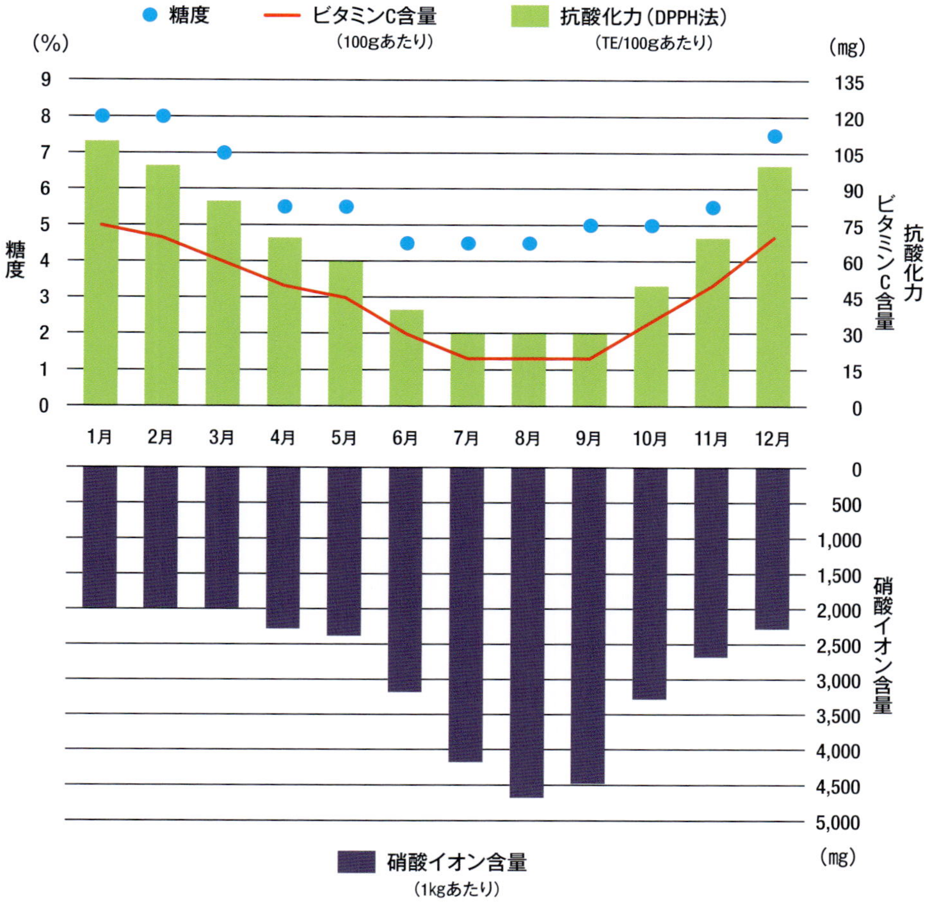

同じものを一年中摂り続けるのではなく、それぞれの野菜の旬を知って料理をしましょう。

なぜ野菜はからだにいいのか

野菜は低カロリーですので、エネルギーを摂りすぎる心配もありません。そして、微量なビタミン、ミネラル、フィトケミカル、食物繊維などが私たちのからだの細胞再生、修復に役だっています。私たちは、ほとんどのビタミンやミネラルを体内で作ることができません。必要な量はごくわずかですが、ビタミンやミネラルは、からだ全体の調子を整え、食物をエネルギーに変えるのに役立ちます。また六〇兆個の細胞を再生・修復する時にも数えきれない酵素反応が起きますが、ビタミンやミネラルは、酵素の働きを助け、活発にする非常に重要な働きがあります。

野菜や果物に多くのビタミンが含まれていることは知られています。ミネラルは土から野菜に移行し、食料として摂取することで私たちの生命活動を助けています。また、フィトケミカルは、ポリフェノール、カロテノイドなど、野菜の色や香り、辛み、苦み、アクなどとして含まれている抗酸化物質です。細胞を酸化させてダメージを与える活性酸素に対抗する力をもつものとして、ご存じの方も多いでしょう。野菜を食べることは、からだに抗酸化物質を取り入れることにつながっているのです。

さらに食物繊維は、からだからいらないものを出しやすくしてくれます。このほか、野菜にはからだの炎症を抑え、抵抗力をつける免疫の力や、毒素やいらないものを肝臓で水溶性にしてからだから排出するのを助ける解毒の力もあることがわかっています。

野菜のチカラをより活かす食べ方

私が考える理想の献立は一汁三菜です。バランスのよい食事とは、多くの食材を使用することで、それにより色々な栄養素を幅広く摂取することができる食事のことです。

一汁三菜には五種類以上の野菜が必要になります。薬味など少量しか使わない場合も、互いに助けたりおいしくしたりするものを組み合わせて、一皿に二種類以上の野菜をのせたいものです。色のある野菜は抗酸化力が強いので、積極的に使うとよいでしょう。なお、この本のレシピには、種類は少なくても吸収のよい調理法が紹介されていますので参考にしてください。

野菜や果物は自然の酵素を含んでおり、消化を助けてくれます。酵素を多く含む代表的な野菜は大根・キャベツ・山芋、果実はパイナップル・アボカド・キウイ・マンゴー・パパイヤなど。酵素は加熱と酸に弱く、野菜・果実をなるべく生で食べるとよいでしょう。一方、火の通った野菜は、繊維をやわらかくし繊維と細胞のなかにある栄養を吸収しやすいかたちにしてくれます。生のものはからだを冷やしますから、火の通った野菜と生野菜を組み合わせるとよいでしょう。

オレンジ、赤い色のβ-カロテンは、油といっしょに摂ると吸収されやすいので、ドレッシングで和えたり、油で炒める食べ方がおすすめです。煮込みや鍋などのスープは栄養素が豊富ですので残さず食べましょう。和洋を問わず、鰹、昆布、しいたけなど日本独自のだしをとってスープまで飲むと、ビタミン、ミネラルを吸収のいい状態で摂取できます。また、食事をする時に野菜から食べ始める「ベジファースト」という食べ方は、血糖値を上げにくく、からだへの負担を軽くし、高血圧・心疾患・脳血管疾患・がんなどを防ぐ一助になるでしょう。

野菜の選び方・食べ方

キャベツ

レシピ→
pp.16, 37, 42, 50, 72

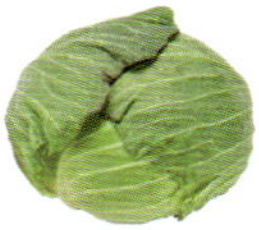

「寒玉」「冬系」とも呼ばれる冬キャベツと、「サワー系」「春系」「春玉」と言われる春キャベツがある。冬キャベツは11月から3月、春キャベツは4月から6月が旬。冬の寒玉キャベツには、消化酵素キャベジンとして知られるビタミンUが特に豊富。水溶性で熱に弱いので、生の千切りをとんかつに添える食べ方は理にかなっている。加熱すると、甘みや旨みが増すので、煮込み料理・炒めものに合う。春系キャベツはやわらかく弾力があるため、サラダや一夜漬けなどがおすすめ。寒玉はしっかりと巻いて重量感のあるもので、根元の切り口が大きすぎず、黒ずんでいないものを選ぶ。裏を返してみて正五角形に近く、葉が均等に重なって出ているものがよい。半分にカットされたものを選ぶ時は、葉が芯を中心にシンメトリーであること、芯の高さが3分の2以下であることをチェックする。保存は冷蔵庫の野菜室で。

ごぼう(根)

レシピ→pp.24, 36

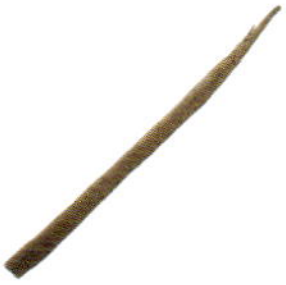

食物繊維が豊富。一年を通して出回るが、新ごぼうが出るのは6月から7月。中国では薬草で、日本に伝わり食用となった。選ぶ時は、泥つきで芯が太く、スが入っていないもの、ひび割れやシワがなく、ずしりと重いものを。全体に色が均一できれいなものがよい。洗った時に皮がところどころ黒くなっているものはやや古くなっている。ひげ根がしっかり生えているものは、養分をよく吸っている。食べる時は、抗酸化物質クロロゲン酸が皮にあるため、汚れをたわしで洗うか、包丁の背で軽くこそげ落とす程度に。水につけるのはアクを抜くためではなく空気で酸化されないようにするため。泥つきは新聞紙などで包み、冷暗所で保存。洗いごぼうはラップに包んで冷蔵庫の野菜室へ。乾燥すると硬くなり、うまみや香りが消えてしまうので、早めに使いきる。

まいたけ

レシピ→p.26

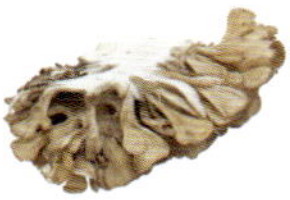

β-グルカンを含み免疫力を高める働きがある。長い間「幻のきのこ」だったが、人工栽培で一年を通して入手可能になった。茶色と白の2種があるが、白まいたけは香り食感ともにやわらかい。大株のものと小房に分けたものが売られているが、株が大きく、重いもの、かさが肉厚で色が濃いものを選ぶ。軸が白く、弾力のあるものがよい。保存は、乾燥しないようにポリ袋に入れて冷蔵庫の野菜室で。ぷりぷり感のある間に使用する。

しいたけ

レシピ→
pp.26, 36, 41, 64, 76

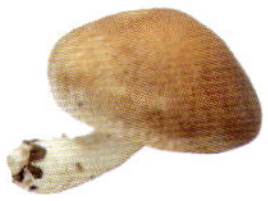

天然きのこの旬は、春子・秋子といわれる年2回。人工的な栽培方法に「原木栽培」と「菌床栽培」があり、通年出回る。原木栽培は、クヌギやコナラなどの丸太に種菌を植えて育て、菌床栽培は、おがくずに米ぬかやふすまなどを混ぜて作った培地に種菌を植える。パッケージに「原木」「菌床」の表示がある。最近では菌床も改良され、原木に劣らない品質のものが出ているが、香りは原木の秋子のほうが強い。カサが丸く開ききっていないもの、肉厚で軸がしっかりしているものがおいしい。カサの内側のひだが赤みがかっているものは鮮度が落ちるので、白いものを選ぶこと。買ってきたらパックから出し、キッチンペーパーなどに包んでひだを上に向けてポリ袋へ入れ、冷蔵庫の野菜室で保存。

かぶ

レシピ→pp.25, 44, 46

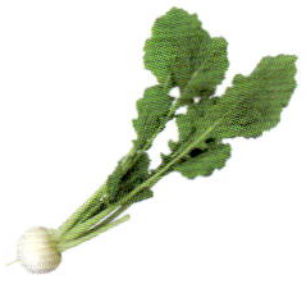

解毒力のあるアブラナ科の野菜で、一年中出回るが冬が旬。七草がゆに入れる「スズシロ」であり、古くからの食材。かぶは地方品種が多く、大かぶ・中かぶ・小かぶと大きさで分けられたり、白かぶ・赤かぶ・青かぶなど色で分けられるが、全国的に流通しているのは白い小かぶ。ふっくらと丸い形をしており、皮は白くなめらかで、ハリとツヤがあり、持った時にずっしりと重いものが良品。葉は実より栄養がある。葉の色は、緑が濃すぎず淡緑色のものを。広げた時に葉脈が左右対称で、実、茎、葉のバランスがとれているものを選ぶ。葉がついたままだと水分を葉にとられてしまうので、すぐに切り落とし、別々に密閉して保存を。

玉ねぎ

レシピ→
pp.16, 18, 22,
23, 48, 71, 78

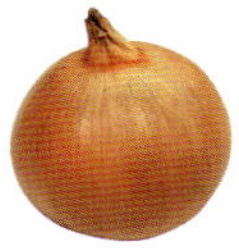

「新タマネギ」は春が旬だが、一般に売られているのは「黄タマネギ」。収穫後乾燥して出荷されており、一年を通して出回る。黄タマネギは皮が茶色で光沢があり、よく乾いて全体が硬く重いものがよい。中心になる軸がギュッとしまって細いものを選ぶこと。玉ねぎは実ってくると葉と茎が頭をもたげる。皮につやがあり中心部が細くしまっていると水が入らず傷みにくく、半分に切った時に芯が中心に入り、りん茎がシンメトリーに並んでいるものが良品。近年、赤いタマネギ「アーリーレッド」「さらさらレッド」「クエルリッチ」などが高い抗酸化力で注目されている。黄タマネギの保存は低温乾燥状態で。新タマネギは乾燥させずに出荷されるので2～3日で使いきる。

山芋

レシピ→p.26

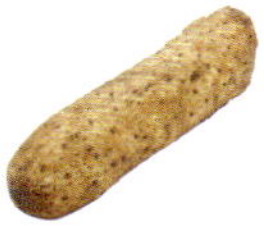

一般に「山芋」と呼ぶのは中国原産の栽培種で、円筒形の「長芋」、イチョウの葉形の「イチョウ芋」、土の塊のような「つくね芋」がある。滋養強壮として昔から知られており、多く出回っているのは長芋。粘りは、長芋、イチョウ芋、つくね芋（伊勢芋）の順に強くなる。日本原産の「自然薯《じねんじょ》」は「山の芋」とも呼ばれる野生の芋で、近年栽培されるようになった。長芋とイチョウ芋や自然薯などとの交配によって、円筒形で粘りの強い品種も登場している。ずっしりと重く、適度な太さで皮がきれいなものがよく、カットなら断面が白くみずみずしく、太いものを選ぶ。細かい毛が多くついているほうがよいとされるが、最近はひげ根の少ない品種も出ている。包丁を入れるとサクリと割れるのはよく実っている証拠。粘りの強い山芋は、アミラーゼを多く含み、いっしょに食べたものを消化しやすくするのでおすすめ。

なす

レシピ→p.18

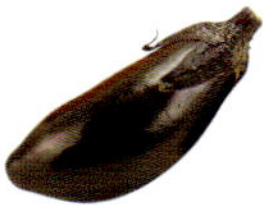

夏の野菜。もとは熱帯の植物だが、北海道から沖縄まで全国で作られており、地方品種も多い。全国的に出回るのは長卵形。最近は、水なす、サラダなすも登場し、皮ごと生で食べられるので、抗酸化力のあるアントシアニン、クロロゲン酸を摂ることができる。なすはからだを冷やす食材なので、猛暑には食べることでからだのなかから冷やしてくれる。切り口が新しく、ヘタが黒く筋がはっきりしていて、トゲが鋭いものほど新鮮。しっかりとしたハリと弾力があり、ずっしりと重いもの、皮の色が濃くツヤのあるものを選ぶ。低温保存には向かないため、水分が蒸発しないよう新聞紙などで包み、ポリ袋に入れて冷蔵庫の野菜室へ。

しょうが

レシピ→
pp.40, 66, 78, 80, 84

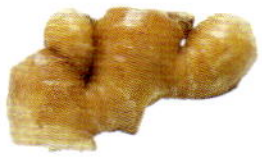

中国では紀元前500年頃から万病の薬用として利用されている、からだをあたためる食材。「新しょうが」と「ひねしょうが」があるが、夏に収穫後、すぐに出荷されるのが新しょうが。ひねしょうがは、収穫後2か月以上貯蔵し、一年を通して出荷される。近年は改良されて、形の凹凸が少なく辛みもやわらかくなっているが、くぼみに土をかんでいるような複雑な形の、ピリッと辛いものがおすすめ。スプーンで皮を軽くそいでからすり下ろすと、香りと辛味が保たれる。皮にツヤとハリがあり、傷がなく、全体がふっくらとして、かたくしまったものを選ぶ。数日で使い切るのであればラップして冷蔵庫へ。ビンなどに水をはり、使いかけのしょうがを入れて、数日おきに水をかえて保存する方法もある。

れんこん

レシピ→p.45

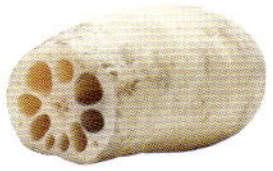

一年を通して出回っているが、旬は秋から冬。見た目は根のようなので、「ハスの根」、「れんこん」と呼ばれるが、地下茎が肥大したもの。選ぶ時は、まっすぐで持つとずっしりと重く、肉厚なものを。穴の大きさが揃っていて、淡い褐色から黄色で、傷がなく、表皮や切り口がみずみずしいものが良品。切り口が変色していたり、穴の中が黒くなっているものは、鮮度が落ちている。先端のほうはビタミンCが豊富でやわらかいので、サラダなどに。元のほうは、でんぷんが多くやや硬めなので、炒める、煮る、揚げるなどの料理に。ポイントは、水にさらしすぎないこと。使いかけはラップで包んで冷蔵庫の野菜室へ。丸のままであれば、濡れたキッチンペーパーなどで包み、ポリ袋に入れて野菜室で保存。真っ白に漂白されたものは避ける。

セロリ

レシピ→p.38

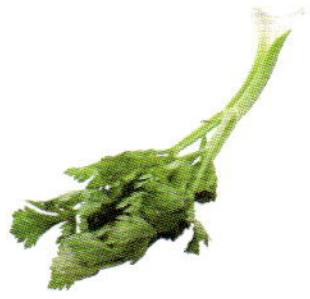

一年を通して出回るが、旬は春。その香りの強さから、古代ローマでは薬草、香料として用いられたという。鮮度が落ちると葉の色が黄色がかってくるので、選ぶ時は鮮やかな緑色で、茎の切り口が白くみずみずしいものを。茎は太く肉厚で、平べったくなく丸く巻いているもの、筋の間隔が細かくてくっきりとしているものがよい。輸入品は、検疫の時に葉を落とすので、葉がついていれば、基本的に国産。保存には、茎と葉を切り離し、ポリ袋などに入れて野菜が育つ時の姿勢で。葉にも有効成分が豊富に含まれるので、スープを取る時に使うと、香りとうまみが出る。

大根

レシピ→pp.49，83

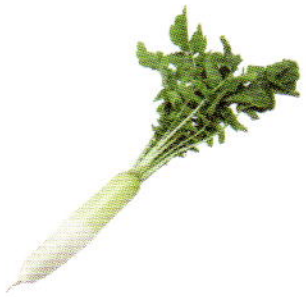

古くから各地でさまざまな品種が作られてきたが、現在、全国的に出回っているのはほとんどが青首大根。地元に伝わる品種も大事にしたい。最近出てきた「紅芯大根」「紅くるり」など赤い果肉のものは、抗酸化力が7～11倍と高いのでおすすめ。葉を上から見た時に放射状に出ているもの、葉を広げた時に葉脈が左右対称なものが良品。根がまっすぐにのび、しっかりと太ってずっしり重く、さらに白くハリがあり、表面がなめらかなものを選ぶ。また、葉が落としてあれば、切り口がみずみずしく、きめ細かく、スが入っていないものを。ひげ根のあとが少ないほど肉質が緻密とされる。葉に根の水分・養分をとられるので、ほとんどが葉を落として流通されているが葉にも栄養が多く含まれる。生の大根は、たんぱく質・脂質・糖質を分解する酵素を持っているので、生で食べると消化を助ける働きがある。

三つ葉

レシピ→pp.31，49，83

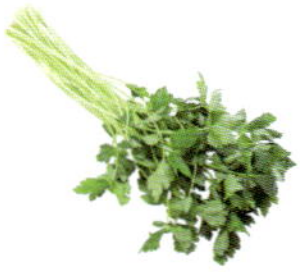

三つ葉には、「根三つ葉」「切り三つ葉」「糸三つ葉」がある。根三つ葉は畑などで日光に当たらないように土寄せして軟白栽培したもので、根つきのまま出荷される。切り三つ葉はハウスなどで軟白栽培したもので、収穫時に根がカットされる。糸三つ葉の多くは水耕栽培で、根元にスポンジがついており、根元まで日に当てるので青くなっている。一年を通して出回る糸三つ葉、根三つ葉の旬は春、切り三つ葉の旬は冬。香りは茎にあり、葉は彩りに。三つ葉は鮮度が落ちると葉が黄色くなるので、緑色が鮮やかで、色が濃いものを選ぶ。根三つ葉と切り三つ葉は茎にツヤがあるものが良品。保存する時は、濡れたキッチンペーパーなどで包んでポリ袋に入れ、冷蔵庫へ。日持ちがしないので早く使い切るか、ゆでて冷凍に。

トマト・ミニトマト

レシピ
→pp.18，46，71，78

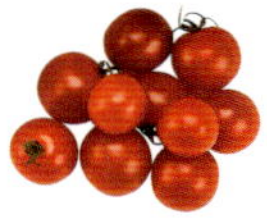

夏が旬とされるのは、かつて露地で栽培され、夏に収穫していたため。トマトの原産地はアンデスで、昼と夜の温度差が激しく、強い日射しで雨が少ない地域。現在出回っているトマトはハウス栽培で、冬春トマトと夏秋トマトに分けられる。おいしいトマトは、実が丸く、固くしまっており、皮にハリとツヤがあって持つとずっしりと重い。ヘタの周りにグリーンベースが出ていて、果頂部から放射状にスジが入っているものは甘みと酸味のバランスがとれている。赤く熟したトマトはポリ袋などに入れて冷蔵庫の野菜室で保存できるが、青い部分が残っているトマトは未熟なので、冷蔵庫には入れず、室温で追熟させる。大玉トマトもミニトマトもヘタ（がく）を見て鮮度を見分ける。ヘタの緑色のところがピンとしていて枯れていないこと。

きゅうり

レシピ→p.53

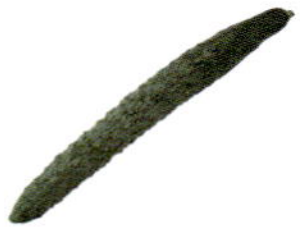

通年出回るが、本来は夏が旬。からだを冷やす食材で、熱中症など暑気あたりを改善。利尿作用がある。冷え性の人は加熱調理して食べるとよい。果皮にある白い粉状のブルームは、水分の蒸発を防ぎ、雨などをはじき実を守るために自然に生成する物質。最近はハウス栽培の、つやつやでイボもないものが多くなった。「四葉（スーヨー）」のようにブルームがあって、イボイボがついてハリがあり、上から下まで同じくらいの太さのものを選ぶ。手でパシッと折れるもの、香りがあって歯切れのよいものが新鮮。タネは取りのぞかずに食べること。急激な温度変化は苦みの原因となるので、10～15度で保存。低温と乾燥は品質の劣化になる。

レタス

レシピ→p.55

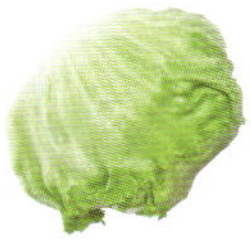

結球する「玉レタス」、結球しない「葉レタス」、半結球の「立レタス」、葉を掻きとって食べる「茎レタス」の四種類があり、一般的に出回っているのは玉レタス。歯ざわりではパリパリしたタイプ（クリスプ・ヘッド型）とやわらかいタイプ（バター・ヘッド型）がある。玉レタスは、葉の巻きがやわらかく、芯を押すとふんわり弾力があり、大きさのわりに軽いほうが良品。ぎっしり葉が詰まって重いものは硬く、おいしさに欠ける。芯の切り口は10円玉くらいで、変色していないものを選ぶ。葉はみずみずしく、ツヤとハリのあるものが新鮮。結球しない葉レタスは、葉先まで緑色がのって、ハリがあり、みずみずしいものを選ぶ。レタスは日持ちが悪く、特に高温と乾燥に弱い。外葉で包んで冷蔵庫の野菜室で保存する。

ホウレン草

レシピ→p.51

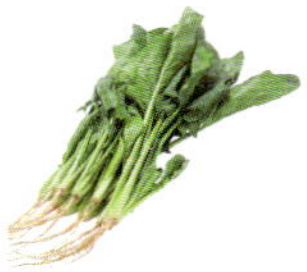

東洋種と西洋種がある。葉の形が違い、東洋種は切れ込みのある「剣葉」、西洋種は「丸葉」。現在は、この２つを交配したものが主流で、葉の形も中間的な特徴を持つ。一年を通して出回るが、含まれる栄養成分が大きく違う。本来の旬は冬で、霜にあたって甘みが増す11月～３月は特においしい。冬のホウレン草はビタミンC・糖度と抗酸化力が夏の３～５倍。葉先までハリがあり、厚みがあって濃すぎない緑色のものを選ぶ。葉の中央を走る葉脈を軸として、左右対称のものが良品。茎が適度に太く、弾力性があり、根元から葉が密集して、ボリュームのあるものを選ぶ。根元が赤いものほど甘味がある。冬の最中に出回る「ちぢみほうれん草」は、葉が広がっていて太陽光線を葉全体で受け止めて育つためうまみがある。緑色のクロロフィルは解毒の作用がある。

白菜

レシピ→p.70

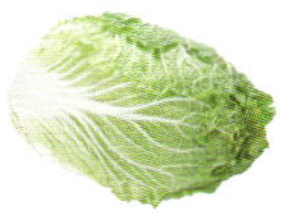

一年を通して出回るようになったが、冬が旬。各家庭で白菜漬けを作っていた頃と違い、１個でも丸ごとでは持てあますことからカットして売られている。丸ごとの場合、株の切り口を下から見て、５枚の葉が均等に重なっているものは育ち方がよい。切り口が白く新鮮なもの、葉が薄くやわらかく巻きがしっかりしているもの、全体にかたくしまって、ずっしりと重いものが良品。半分に切ったものは、断面の芯の高さが３分の１以下で、葉が隙間なくギッシリと詰まっていること。古くなると切り口が盛り上がってくるので、断面が平らなものを選ぶ。横にすると呼吸量が増加し、品質が低下するので、立てて保存する。

にんじん

レシピ→pp.72, 78, 90

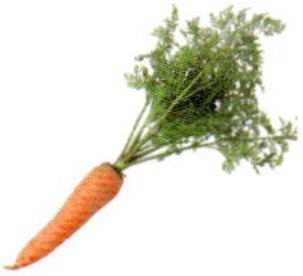

　にんじんは、和食にも洋食にも使われるが、油といっしょに摂ると吸収しやすい。β-カロテンを多く含むため、きれいなオレンジ色である。利用範囲が広いので、年中出回る。春夏は徳島、千葉、秋は北海道、青森、冬は千葉、茨城がそれぞれ中心的産地。中心まで濃いオレンジ色で、表面にツヤとハリがあり、なめらかなものが良品。鮮度が落ちると表面が黒ずんでくる。軸の切り口の芯が細いものは、やわらかくておいしい。春夏のにんじんは収穫までの栽培期間が短く、適期に収穫されたものは葉柄の切り口が緑色。にんじんは表面に水分が多いと腐りやすくなる。収穫後は葉に水分と栄養をとられるため、葉を落として貯蔵する。

ブロッコリー

レシピ→pp.43, 69

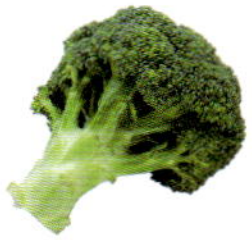

　秋冬には愛知や埼玉、夏場は北海道や長野産が出回るが、アメリカからの輸入ものも多い。ブロッコリーの小さな粒は、一つひとつがつぼみ。つぼみが隙間なく密集して、こんもりと盛り上がり、全体にかたくしまっているものがよい。茎を食べる野菜でもあり、切り口がみずみずしく、茎にスが入っていないものが良品。大ぶりなものは畑でよく育っており、熟度が高く、甘みも強い。表面が紫がかっているのは、寒いところでしっかり太陽光線にあたった証拠で、特に抗酸化力も高い。収穫後のブロッコリーは呼吸作用が激しく鮮度が落ちやすい。つぼみが開くと品質が低下するので、水洗いしないでポリ袋に入れ、密閉せずに冷蔵庫の野菜室で保存するか、かためにゆでて冷凍する。

グレープフルーツ

レシピ→p.92

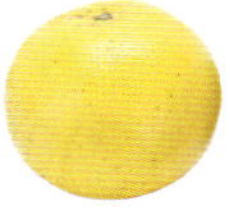

　果肉が白黄色の「ホワイト」が最も多いが、果皮は黄色で果肉が赤みがかった「ルビー」や、果皮がピンク、果肉が真っ赤な「スタールビー」もある。ほとんどが輸入で、アメリカ産（フロリダとカリフォルニア）が57%、南アフリカ産が40%と、2か国で97%を占めている。東京中央卸売市場によると、アメリカ産は12月～6月、南アフリカ産は6月～11月となっており、一年を通して出荷されている。表面がなめらかでハリとツヤがあるもの、形が丸く整っており、ずっしりと重く、へこみのないものがよい。輸入品の場合、果皮に防菌・防カビ剤が使用されているので、洗ってから食すること。保存は、風通しのよい冷暗所または冷蔵庫の野菜室で。

ピーマン

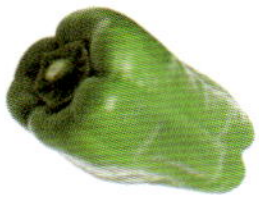

緑のピーマンは未熟果、熟すと赤くなる。肩が張って実がふっくらしているもの、へたの緑が鮮やかで軸がピンとして切り口がみずみずしいもの、果皮がつやつやしてハリがあり、肉厚のものを選ぶ。果皮の緑色は濃すぎないほうがよい。タネが多いものは抗酸化力が強い。低温には弱く、冷やしすぎると種子部が茶色になるなどの症状が現れる。夏場を除けば常温で保存可能。

りんご

レシピ→p.90

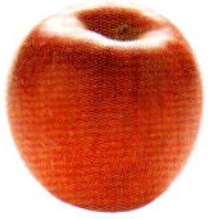

旬は秋から冬。全体に紅色がつき、おしりの部分が緑色になっていないもの、香りがありずっしりと重くかたいものを選ぶ。サンフジなど、名前に「サン」がついているりんごは袋をかけずに育てたもの。肩がこんもり高く、形が左右対称でゆがみのないりんごは、全体に味がのっている。果皮にハリがあり、軸がしっかりしているものは新鮮。保存する時は、乾燥しないようにポリ袋に入れて冷蔵。りんごは、熟成を促すエチレンを出し熟度が進むため、ほかの野菜や果物と分けて貯蔵する。

ねぎ

レシピ→p.84

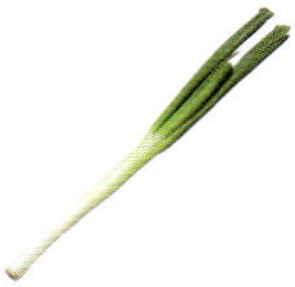

本来の旬は冬。解毒作用がある。葉鞘部を食べる白ねぎ（根深ねぎ・長ねぎ）は、土寄せして深く土の中にある部分が白くなる。一方、緑色の葉を食べる「青ねぎ（葉ねぎ）」がある。かつて白ねぎは関東、青ねぎは関西とはっきり分かれていたが、今は全国的に両方売られている。白ねぎ、青ねぎに共通する選ぶポイントは、全体にハリがあり、葉の緑色がきれいでみずみずしいこと。白ねぎは重く、巻きがしっかりしていてフカフカしてないもの。弾力があり、白い部分が長く、緑と白の境がくっきりしているものが良品。保存する時は立てた状態で。焼いてとろりとし、甘み・うまみが出てくると、抗酸化力も強くなる。

オレンジ

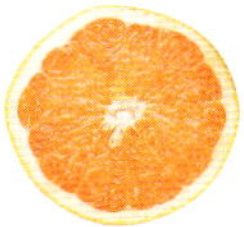

「ネーブル」と「バレンシア」の2種が主流。赤紫の「ブラッドオレンジ」も見られるようになった。国産ネーブルの出荷は春、アメリカ産の輸入ものは冬から年を越して春まで。国産のバレンシアは夏、アメリカ産は初夏から初秋まで。形が整っているもの、果皮にハリとツヤがあり、表面がなめらかなものがよい。キメの粗いものは避ける。持った時にずっしりと重みがあるものがよく、皮が厚いものは軽く感じる。輸入オレンジの多くは防カビ剤を使用しているため、洗ってから食する。夏場はポリ袋に入れて野菜室へ。冬場は冷暗所におき長期保存は水分を逃がさないように。

ペパー
こしょう

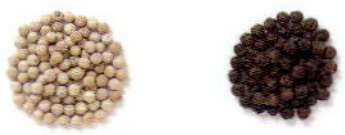

「スパイスの王様」とも称され、中世のヨーロッパでは、1オンスの金とペパーが等価交換されたり、貨幣の代わりになるほど貴重なものだった。ブラックペパーは、成熟した緑の実を果皮ごと天日乾燥させたもの。ホワイトペパーは、実を10日ほど水につけて果皮を取り除き、乾燥させたもの。ブラックペパーのほうが香りが強く、肉料理に限らず、魚料理などいろいろな料理に使える。ホワイトペパーは、ホワイトソースなど白く仕上げたい料理におすすめ。粒状のペパーをミル（こしょう挽き）に入れて、その都度挽いて使うと、挽きたての香りが楽しめる。

シナモン

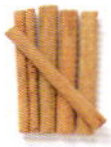

樹皮を乾燥させたもの。甘い香りが洋の東西を問わず親しまれており、ケーキ、クッキー、ドーナツ、和菓子など甘いものによく使われる。フルーツともよく合うが、なかでもりんごとの相性がよく、アップルパイなどに欠かせない。シナモンスティックをお茶に使う場合は、砕いてから湯に入れ煮たてて風味を出し、その湯で紅茶やコーヒーをいれるとよい。シナモントーストは、トーストしたパンにバターを塗ってシナモン（パウダー）とグラニュー糖を振ればできあがり。また、シナモンは、甘い料理だけでなく、挽き肉を使った料理にも向いているので、キーマカレーやミートボールに入れてもおいしい。

スパイスで料理の世界をひろげ、おいしく、楽しく

ハウス食品

最近は、健康面を考慮して、料理で塩を減らしたい、砂糖を控えたいという傾向があります。塩を控えて料理をおいしくするには、一般的にはだしを効かせる、レモンなどの柑橘を加えるなどが考えられますが、ぜひスパイスも使ってみてください。

スパイスといえば、わさびや辛子、唐辛子など辛いイメージを持つかもしれませんが、スパイス全般でいえば辛いものは少なく、香りのあるものが大半です。塩を控えると何か物足りないときでも、香りのあるスパイスを使うとおいしく感じられます。また、砂糖を少なくしたいときには、シナモンを加えてみてください。少量の砂糖でも、より甘みが感じられます。シナモンには増甘の働きがあるからです。

スパイスは、料理においてはメインの食材ではありませんが、名脇役です。和食は味噌・醤油だけでも成り立ちますが、スパイスを使うことで料理の幅がひろがります。例えば、トマトソースにオレガノやバジルを入れると、より本格的なイタリア風になり、ハンバーグにナツメグを加えれば、肉の臭みが消えてうまみが引き出されます。いつもは塩・こしょうだけのチキンソテーにも、山椒やローズマリーを振ってみるとひと味違った味わいに。スパイスを取り入れ、豊かな食生活を楽しんでください。

サフラン

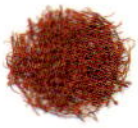

花のめしべを乾燥させたもので、１グラムのサフランを取るのに150本以上の花が必要とされる。代表的な料理はスペインのパエリア、南仏のブイヤベース、イタリアのサフランリゾットなど。独特の香りが魚介によく合うので、シーフードカレーに添えるサフランライスもおすすめ。サフランの色素は、水溶性で油に溶けにくいので、パエリアなどに使うときは、あらかじめ少量の水（またはぬるま湯）に入れて色と香りを十分に出し、そのサフラン水を使う。

クミン

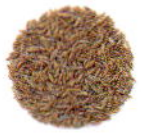

香りをかぐとカレーの香りがするといわれるほど、カレー粉を構成する主要なスパイスである。インド、メキシコ、東南アジア、アフリカなどいろいろな国で使われている。野菜炒めを作るときに、弱火で熱した油にクミン（ホール）を入れ、油に香りを移してから炒めると、塩味を少し控えても香りでおいしくいただける。また、にんじんとクミンはとても相性がよいので、にんじんサラダ、炒めもの、グラッセ、ポタージュなどにも合う。チーズトーストにもおすすめ。

クローブ
丁子（ちょうじ）

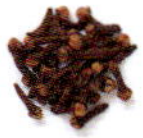

開花直前のつぼみを乾燥させたもので、形が釘に似ている。漢の時代に、皇帝に話をするときに宮廷の役人たちが息を清めるため口に含んだといわれる。肉の臭みを抑えるので、ホール（丸ごと）は、豚肉のかたまりやミートローフに刺して焼いたり、玉ねぎに刺してポトフなどに使う。パウダーは、ナツメグとともにハンバーグの挽き肉に少量練りこむ。甘い料理にも合うので、シナモンと組み合わせてフルーツのコンポートやクッキーなどの焼き菓子にも使う。パウダーは、香りが強いので使いすぎないのがコツ。

カルダモン

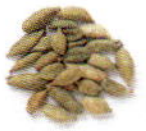

しょうが科のスパイスで、清涼感のあるさわやかな香りが特徴。カレーにも使われる。熱帯地方でも栽培される地域が限られており、乾燥工程も複雑なため、比較的高価なスパイスだが、インドのほか、中近東、北欧諸国などの料理にもよく使われる。ホール（丸ごと）を紅茶などに使うときは、種に香りがあるので、香りが出やすいように縦に裂いて使う。北欧ではパンやケーキに使ったり、口臭消しのため口に含むことも。生クリームやヨーグルトなどの乳製品にもよく合うので、クリームパスタやヨーグルトに入れてもおいしい。

バジル

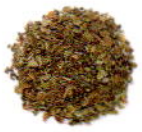

そのさわやかな香りから「ハーブの王様」といわれる。日本へは江戸時代に渡来したが、種子が水を吸うと表面がゼリー状に膨張することから、目に入ったごみを洗うのに用いられ、和名の目箒木（めぼうき）の由来となった。トマトによく合うイタリア料理でおなじみのハーブで、モッツアレラチーズとトマトのサラダ「カプレーゼ」や、ニンニク、松の実、オリーブ油、パルメザンチーズで作る「ジェノベーゼソース」（パスタなどに使われる）にもバジルは欠かせない。あさりともよく合うので、あさりのワイン蒸しなどにも。

ターメリック
鬱金（うこん）

しょうがの仲間。スパイスとして使うのは秋うこんが中心で、根茎（地下茎）の部分を用いる。料理を黄色に着色するスパイスで、カレーの黄色はターメリックによるもの。着色成分の「クルクミン」は油に溶けるので、料理に使うときは油といっしょに使うときれいな着色効果を発揮する。独特の土臭さがあるので料理の仕上げにはあまり向かないが、魚介の臭みを消す働きもあるので、魚に塩・こしょうを振るときにターメリックもまぶして焼いてもよい。ヒンドゥー教の結婚式で、新郎新婦が腕をターメリックで染めたり、色づけしたライスを食す地域もある。

ローズマリー

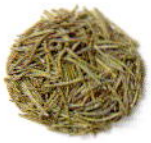

甘い芳香とほろ苦さが特徴のハーブ。ラムやジビエ（野鳥獣肉）など、臭いの強い肉にまぶしてオーブンで焼く料理は、西欧では一般的。じゃがいも、かぶ、カリフラワーなどの野菜ともよく合う。加熱すると香りが弱くなるので、少し多めに使っても仕上がりは程よくなる。短い松葉のような形なので、ドライのものを使うときは手でもんで使うと香りも出るし、口にあたりにくい。鶏肉を炒めるときに生のローズマリーを一枝入れてもおいしくなる。

花《ホワ》椒《ジャオ》
（中国の山椒）

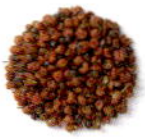

山椒には多くの品種があるが、中国の河北省などで生産される山椒は「花椒」と呼ばれる。花椒の実は、未熟なときには緑色だが、収穫時には赤い花のように見えることからこの名がついたといわれる。古代中国では、皇后の部屋の壁に大量の花椒の実を塗りこめ、その芳香を楽しんだという言い伝えもある。四川料理の麻婆豆腐などの炒めものや煮もの、漬けものなどで多用され、中国のミックススパイス「五香粉」（ウーシャンフェン）の一つでもある。また、花椒の粉末に炒った塩を混ぜた「花椒塩」は揚げものなどに添えられる。

Part 2

乳がんと食生活の基礎知識

乳がんの人の食事十か条
アンケートに寄せられた質問をもとに

三輪教子
西脇市立西脇病院乳腺外科部長・昭和大学病院乳腺外科特別研究員

二〇一四年七月から九月にかけて、全国のリボンズハウスを中心に乳がん治療中の方々にアンケートを実施しました。ここでは、寄せられた質問や回答から主要なものを選び、日本乳癌学会編「乳癌診療ガイドライン　疫学・診断編」をもとに解説します（アンケート結果は一三六頁を参照）。

乳がんの人の食事十か条

乳がんと関係の深い項目を中心に、抗がん剤の副作用対策にも配慮し、食事や生活で心がけたい内容を「十か条」にまとめました。

①バランスのよい食事

主食、副食（肉、魚、野菜、乳製品、果物、豆類など）を偏りなく摂り、何かが不足してしまう極端なダイエットは避ける。逆に、からだによいと思われるもの（たとえば乳製品）の摂りすぎにも注意を。

②太りすぎない

身長と体重のバランスをくずさないよう、体重をこまめに量る。体が重いと身体を動かすのが億劫になり、ますます太りやすくなりがち。また、重い体重がかかると関節痛なども一層辛くなる。

③ゆっくり噛んで味わい、腹八分目に

ゆっくり食べることは食べ過ぎを防ぎ、消化にもよい。

④口腔ケアをしっかり

虫歯は早めに治療。口腔ケアは口内炎対策にも有効。

⑤腸の動きを活性化する食事

植物繊維や乳製品をしっかり摂る。便秘対策にも有効。毎日便通があると吐き気対策にもなり、食欲増進にもつながる。

⑥楽しく食べる

家族や友人と一緒に食事をすることで、気持ちも明るくなり、食欲がなくても意外と食が進む。屋外での食事も有効。食器や盛りつけを工夫すれば、目で楽しみながら、ゆっくり味わって食べることができる。

⑦旬の素材を賢く選ぶ

できるだけ旬の新鮮なものを選ぶことで、栄養価も高く一番おいしいものを食卓に。

⑧食欲のないときは無理をしない

どうしても食欲がでないときは無理をせず、好みの菓子など食べられるものを。それが食欲のきっかけになることも。

⑨お酒は飲みすぎない

お酒はリラックス効果があるので、たしなむ程度に。

⑩毎日軽い運動を

運動は体重を保ち、気分転換にもなる。ホルモン療法薬の副作用（関節痛や骨粗鬆症など）対策にも有効。まずは、テレビ体操やウォーキングなど、手軽なものから始めよう。

乳がんと関係のある食品、生活習慣

日本の乳がん診療ガイドラインを作っているのは日本乳癌学会です。「日本乳癌学会診療ガイドライン」には、「食事関連要因と乳癌発症リスクとの関連」の項があります。これまでにがんと食事の因果関係を調べたもののうち代表的なものは、世界がん研究基金と米国がん研究協会が行ったもので、二〇〇七年に第二版が発行され、公開されています（一三九頁参照）。

日本乳癌学会の診療ガイドラインには、確実性の高さ別にリスク因子の分類表が掲載されていますが、それによると、リスク増加因子としてアルコールは「確実性が高い」という評価になっています。しかし、それ以外の食品はすべて証拠不十分となっています。それが、私が「乳がんの人の食事十か条」の最初にバランスのよい食事を掲げる根拠です。

牛乳・乳製品　牛乳や乳製品と乳がん発症リスクについての研究をまとめたものが二〇一一年に報告されています。それによると、対象者数は約一〇六万人。うち乳がん罹患者数は約二万四千人で、乳製品の摂取により乳がんの発症リスクがむしろ下がる傾向にありました。このことをもってして牛乳や乳製品を取りすぎるのは、肥満につながるおそれがありますが、少なくとも牛乳や乳製品をいたずらに恐れる必要はありません。アンケートの回答に、ホルモン治療薬の副作用の骨粗鬆症対策として牛乳や乳製品を摂るようになったとの回答がありましたが、それは安全かつ有効であると思われます。

大豆および大豆製品　大豆および大豆製品については、「大豆、イソフラボンの摂取は乳がん発症リスクを減少させるか」とのクエスチョンが取り上げられています。元来、欧米に比べて日本で乳がん発症が少ないのは、日本古来の食事によるとの考えがあり、大豆製品の摂取は乳がん発症リスクを減らす可能性が示唆されています。イソフラボンにはエストロゲン様作用が知られていますが、食事として摂取される量のイソフラボンによる乳がん発症リスクの上昇は認められていません。しかし、サプリメントによる高用量のイソフラボン摂取の乳がん予防効果や安全性については、確立されていません。大豆製品を摂ってもいいのか、摂らない方がいいのか、との問いがアンケート回答で寄せられ、実際に大豆製品を増やしている方と減らしている方と両方ありました。大豆製品は、食事として日常生活で積極的に摂ってよいと考えられます。

アルコール　アルコールの摂取が乳がんの発症リスクを増加させることは、ほぼ確実とされています。ただし、日本人を対象とした研究では相反する結果が得られており、アルコールと乳がん発症リスクの関係については、はっきりとは結論が出ていません。欧米の結果をもとに、アルコールは摂取しすぎないようにとの項目を先の十か条に入れています。しかし、アルコールはリラックスするために有用でもありますので、上手に楽しみたいものです。

肥満と乳がんのリスク

肥満はこれまでに閉経後の乳がんの発症のリスクを上げることが知られていましたが、最近、閉経前の乳がん発症リスクも上げることが報告されました。肥満は、メタボリックシンドロームのリスク因子でもあります。また、体重が増えると、骨や関節への負担も増えるばかりか身体を動かすことが億劫になり、それによりさらに太りやすくなる悪循環に陥る可能性もあります。肥満であるとリンパ浮腫になりやすいことも知られており、太りすぎないことはとても大切です。

アンケートの回答にも、「ホルモン療法によって食欲が増進し、太りやすくなった」「どうすれば太らない食事ができるか」という質問が多く寄せられていました。

運動はリスクを下げる

日本人女性の運動と乳がん発症について調べた研究では、週三回以下しか運動をしていない人を基準とした場合、週に三回以上の運動で約三〇%発症リスクが下がったとの報告があります。運動すると気分転換にもなり、食欲増進効果や、骨を強くすることも期待できま

体格指数（BMI、Body Mass Index）を計算してみましょう。

BMIは、体重（kg）を、身長（m）で2回割って求めます。たとえば、身長155㎝、体重50kgであれば、50÷1.55÷1.55＝20.8です。BMI＝22が標準体重、25を越えると肥満、が目安です。逆に、身長から標準体重を計算してみます。身長155㎝であれば、1.55×1.55×22＝52.8kgとなります。

一気に痩せるのは体調も崩れやすくなり、危険なことも。無理せず、1か月に1kgくらいのペースで、ゆっくり体重を落としていきましょう。

す。ホルモン療法や抗がん剤治療の副作用である関節痛等の症状改善にもつながります。まずは無理のない身体慣らしから始め、体力に合った運動を習慣としましょう。

サプリメント　食事で栄養が摂れないときにはサプリメントも選択肢の一つであると思われます。しかし、できる限り食事からの摂取を心がけましょう。栄養素は、不足した場合のことがクローズアップされがちですが、実は過剰摂取の弊害もあります。大豆の項でも触れたように、サプリメントの大量摂取の安全性は確立されていません。

気持ちの持ち方　気持ちを明るくすることは、とても大切です。気持ちが沈んでいると食欲や体力が落ち、不眠気味になって風邪をひきやすくなったり、抗がん剤の副作用が強く感じられるかもしれません。気持ちを明るく保つためには、自立した患者となることが大事です。自立とは、病気を受け入れ、病気そのものやいろいろな情報に振り回されずに治療を受けられる、という意味です。このためには、時間も大きな役割を果たしていますし、ご家族や友人の存在も大きいでしょう。

太りすぎないために

前述のとおり、肥満は乳がんの発症リスクを上昇させる可能性があるため、治療中の方、また乳がんが心配な方ともに肥満を避けることはとても大切です。ホルモン治療中は食欲が出て太りやすく、痩せにくくなる傾向にあるので、特に乳がん治療中は、食事や運動を工夫することも大切です。では、どうやって痩せるか、あるいは太らないようにするか。以下にヒントを掲げます。

「乳がんの人の食事十か条」に沿った生活を心掛ける　十か条はすべて、肥満回避のために有効です。

食べ方や調理の工夫　野菜やスープを先に食べ、炭水化物を後にすると太りにくくなります。夜遅くに食べないことも大切です。調理法では、揚げものの場合、衣をつけずに素揚げするなど。

血糖を急速に上げない工夫　一番手っ取り早いのは、ゆっくり食べること。そして食べ方の順番（糖分の多いものを後にする）を守ることです。血糖が急激に上がると、血糖を下げるためにたくさんインシュリンが分泌されます。インシュリンは血糖を細胞内に取り込むことで血糖を下げ、細胞内に取り込んだ血糖を脂肪に換えて貯蔵することを促します。すなわち、血糖を急速に上げる→インシュリンが多量に分泌→肥満につながるため、血糖を急速に上げない工夫が肥満対策として有効です。

　血糖を急速に上げない工夫として、ＧＩ値の低い食品を上手に使うことも有効です。ＧＩ値とは、「Glycemic Index」のこと。簡単に言えば食品摂取後の血糖の上がりやすさの指標であり、ＧＩ値が高いと血糖が急速に上がりやすくなります。

　おおざっぱに言って、やわらかくあまり咀嚼せずに摂取できる炭水化物は値が高く、しっかり噛まないといけない食品は値が低い傾向があります。白米よりも玄米は値が低く、精白小麦よりも全粒粉で低くなっています。アルデンテのパスタも、値が意外と低いです。ＧＩ値の低い食品を献立に上手に取り入れましょう。

おもな食品のGI値リスト

※食品100ｇあたり
※GI値／ブドウ糖を100とした場合の血糖上昇率

	高GI値食品	GI値	低GI値食品	GI値
穀物・パン・麺類	精白米	81	玄米	55
	食パン	91	小麦全粒粉パン	50
	フランスパン	93	ライ麦パン	58
	うどん	85	日本そば	54
	パスタ	65	パスタ（全粒粉）	50
	クロワッサン	70	中華そば	50
	コーンフレーク	75	オールブラン（シリアル）	45
	ケーキ・マフィン	75	春雨	26
野菜・芋類	じゃがいも	90	さつまいも	55
	にんじん	80	グリンピース	45
	とうもろこし	70	さやいんげん	26
	かぼちゃ（西洋）	65	トマト	30
			大豆	30
			ホウレン草	15
			レタス	23
			葉野菜・きのこ類・アスパラ・	0～25
			キャベツ・セロリ・きゅうり・	
			大根・かぶ・ピーマン・	
			カリフラワー・ブロッコリーなど	
果物	パイナップル	65	オレンジ	31
	ぶどう（巨峰）	50	りんご	39
	すいか	60	グレープフルーツ	31
	バナナ	55	いちご	29
乳製品	アイスクリーム	65	牛乳	25
			プレーンヨーグルト	25
			チーズ	35
肉・魚類			牛・豚・鶏肉（脂身を	45～49
			避けるとカロリー減となる）	
			魚全般	40前後

※GI値60未満を低GI値食品という。
※調理方法や、他の食材との組み合わせでも影響されるため、あくまでも目安に。
※消化吸収のよい調理方法にするとGI値が上がる傾向にある。例えばパスタなら、やわらかく茹でるよりも、アルデンテの茹で加減のほうがGI値が低い。
※穀類・芋類でGI値が高く、野菜、豆類、果物、肉類で低いが、品目で差がある。

こまめに体重を量る　体重を量るだけでも減量に役立ちます。こまめに生活を見直し、食事を微調整することができます。

食事を楽しむ・誰かといっしょに頑張る　いちばん大事なのは食事を楽しむことです。食事は本来楽しいものですから、苦しみにならないように。また、痩せることはとても難しいため、一人でなく、家族や友人、患者会の仲間などといっしょに励まし合うことも減量達成の秘訣。

乳がんの治療について

乳がんにかかる人の数は増加の一途をたどり、日本人女性の一二人に一人が生涯に乳がんに罹患すると言われています。乳がんについてある程度の知識を持つことが大切です。乳がんの診断や治療について簡単に解説します。

乳がんと診断されるまで　乳がんになった人の自覚症状のトップは「しこり」です。二番目は「疼痛」です。乳がんにおいては、この二つあるいは乳がん検診で要精査と診断されて初診となることがほとんどです。

病院では、視触診、マンモグラフィ、超音波検査等を行い、乳がんが疑われるときには生検を行い、その結果で乳がんと確定診断されます。乳がんと診断時に、合わせてどんなタイプの乳がんかが判明するので、この情報をもとに日本乳癌学会の診療ガイドラインに則って治療方針を決定し、患者自身と相談して治療を開始します。

治療方針の組み立て方　乳がんは、他のがんと比較しても再発予防が大切です。手術、再発予防の全身療法（タイプ別に最適の治療薬による全身療法）、術式やがんの広がりによって術後に放射線治療、の三本立てて治療します。再発時には、主に薬物療法を行います。

乳がんのタイプ

①ホルモン治療の奏効が期待できる――このタイプは全乳がんの七〇～八〇％と最多を占めます。比較的ゆっくりと進行し、予後は良好のことが多いです。再発予防の治療薬としてホルモン治療薬が有効ですが、病気の広がり等によっては、抗がん剤治療も合わせて必要となることもあります。

②分子標的薬の奏効が期待できる――このタイプは全乳がんの一〇～二〇％を占めます。病理検査でＨＥＲ２陽性と診断されます。ＨＥＲ２を分子標的とした治療薬が奏効し、分子標的薬と抗がん剤の併用療法が効果的です。

③ホルモン治療薬も分子標的薬も効果的でない――いわゆるトリプルネガティブ乳がんがこのタイプにあたります。全乳がんの一〇～二〇％を占め、抗がん剤が治療薬となります。

④複合タイプ――ホルモン治療薬と分子標的薬の両方の奏効が期待できるタイプ。

　初発の乳がんの場合、治療のゴールは治癒です。再発の場合は、生活の質を維持しながら延命を目指します。乳がんは治療薬の進歩が著しく、再発後も長期にわたって乳がんと共存されている人も少なくありません。

放射線治療と食事

竹田 寛
桑名市総合医療センター理事長
NPO法人三重県乳がん検診ネットワーク理事長

がんの治療法には、外科治療、抗がん剤治療、放射線治療、免疫療法などいろいろな種類があります。なかでも放射線治療は、陽子線治療をはじめとする新しい装置などの開発により、その治療効果が著しく向上し、現在ではがん治療に欠かせないものです。しかし、治療効果が高くなるのと裏腹に、問題となるのが副作用です。放射線治療の副作用には全身にわたっていろいろなものがありますが、口腔や食道、胃、小腸、大腸などの消化器においては、次のような副作用が出現します。

まず、舌がんや喉頭がん、あるいは食道がんなどで消化器に直接放射線が照射される場合です。この場合には、腫瘍周囲の正常粘膜にある程度の線量の放射線がかかるため、粘膜に炎症を起こします。すると、周囲粘膜には発赤や腫脹が出現し、表面がただれて「びらん」と呼ばれる状態になります。最近では、照射技術の進歩により放射線の照射をできるだけ腫瘍部分に絞り、周囲の正常組織にかからないようにしていますが、それでも完全には防止できません。このような状態になると、乳がん患者の方は痛くて食べものをのみ込むことが困難になります。食事が摂取できないと体力が消耗し、放射線治療を維持することができなくなるのです。もちろん炎症を抑える薬もありますが、何よりも炎症を起こした粘膜に対し、刺激の少ない食事を工夫することが大切です。

一方、肺がんや子宮がんなど消化器以外の部位に放射線治療が行われた場合にも、全身的な倦怠感を生じ、極度の食欲不振に陥る場合があります。これを放射線宿酔といい、人によって症状の強弱はありますが、症状の強い人では乗りもの酔いのように嘔吐を繰り返すこともあります。通常の放射線治療は週に4日ないし5日行って、土、日は休みますが、これは、毎日照射を続けると週末に放射線宿酔の症状が強くなるためです。全身倦怠感が強く食欲不振が続くと、体力が低下し、放射線治療を継続できなくなります。このような場合にも、おいしい食事があれば、がん患者の方にとってこのうえない福音になります。

放射線治療を受ける人にとって、おいしく食べやすい食事を工夫することは、治療を継続し、良好な結果を得るために極めて大切です。

大切な人へ、心を伝えるレシピ

中村清吾　昭和大学医学部乳腺外科教授
日本乳癌学会理事長

ある時、料理家の辰巳芳子さんが書かれた「いのちのスープ」の記事を読む機会がありました。丹精込めて作られた素材選びから始まり、丁寧に下ごしらえして、その味とともに、作る人の心が伝わる温かみのあるスープ。このスープで、病を患う何人もの方が、身も心も救われたと紹介されていました。そして、このエピソードは、河邑厚徳監督のもとで「天のしずく」という映画となりました。

2014年10月に、私が会長を務めた「第2回日本乳房オンコプラスティックサージャリー学会総会」の市民公開セミナーで、「『天のしずく』より学ぶ　外科医の心得」と題して辰巳さんと対談をする機会を得ました。料理と医療には相通じる心掛けもあります。「一つ一つを丁寧に」「心をこめて料理（治療）する」「食べる人（患者）の気持ちにそう」「道具（機器）を大切に扱う」「素材（知識や技術）は旬でなければならない」「段取り力を身につける」「自然との共生を意識する人生観、価値観」などなどです。

私自身もかつて、乳がんの人のために玄米スープづくりに挑戦したことがあります。「第1回がん支えあいの日」の応援イベントとして、医療者と乳がんの人がいっしょに食事をしたり、歓談するというスマイル・パーティが行われたのですが、その際に皆さんに飲んでいただこうとの試みでした*。玄米を、梅干しと昆布で煮だした極シンプルなレシピでしたが、レシピに添えられた「余分なものをそぎ落とした果てにたどりついた、まさに究極の養生スープ」というコメントそのものだと実感しました。

同じ料理でも、食べる人の状況によって味は変わります。食べる人の心やからだに対する作り手の配慮は、食べる人に伝わります。食べる人が弱っている時には、より深くその思いは伝わるでしょう。乳がんの人の意見もたくさん聞き、考えて作られた本書のレシピは、作る人から大切な人への心が伝わるレシピであると思います。

＊NPO法人キャンサーリボンズでは、“社会全体でがんのことを考え、お互いに支えあう日”として、毎年6月21日を「がん支えあいの日」に定め、イベントを開催している。がんに関わる情報を共有し、ひとりひとりが自分にできることを考え、行動に結びつけていけるよう呼びかけている。第1回は、2009年に聖路加国際病院ブレストセンターを受診する患者の方や医療者が中心となって同センター主催で行われた。

「がん病態栄養専門管理栄養士」認定制度始まる

岩田加壽子
三重大学医学部付属病院病院長顧問・管理栄養士

乳がんの人の栄養管理

乳がんの発症や再発リスクと栄養・食品の関連については、様々な情報が氾濫しています。そのため、「食事をどうしたらよいか」と、悩んでいる乳がん患者の方が多くみられます。情報が確かなのか、不確かなのかは、多くの研究からなるエビデンス（証拠）よって確認します（本書では日本乳癌学会編「乳癌診療ガイドライン」に沿っています）。しかし、乳がんと食物・栄養との関連については研究が始まったばかりで、今後の多様な展開が期待されます。

一方、乳がん患者の栄養管理を行っていても、他のがんに比べて食事・栄養問題は多くありません。これは、乳がんは消化や吸収や代謝を介しない部位であるからでしょう。とは言え、一部の化学療法の副作用により、食欲不振・嘔吐・嘔気・味覚障害や口内炎が見られます。しかし、治療期間が終わると平常に戻り、栄養障害となることはほとんどありません。内分泌療法ではむしろ食欲が亢進し、体重増加や脂質異常症が起こる場合がありますので、その時々に対処します。

管理栄養士が栄養管理を実施する場合にまず行うことは、一人一人の栄養状態を客観的に把握することです。栄養状態は、体重、むくみの状態、骨格筋量、体脂肪量などの身体計測や血液生化学検査にも現れます。治療法や活動量も把握し、その評価から食事が決まります。

私たちが生きるためには、一番にはエネルギー・栄養が必要であり、次に、健康に生きるにはバランスが必要であり、そして、ＱＯＬ（Quality of Life）向上にはおいしく食べることが大切です。つまり、まずは食べることが大事。化学療法の副作用により食欲不振・嘔吐・嘔気・味覚障害や口内炎がみられた時はメニューも浮かびませんので、この本のレシピを参考に明日のために食べましょう。これらの副作用は、治療薬の開発等でずいぶん改善されてきていますが、個人差もあります。食欲不振は、その状態が継続すると筋肉の萎縮、筋力の低下、倦怠感、低アルブミン血症、貧血等が現れてきます。栄養不足、つまり栄養バランスが崩れてしまうと食べる気力も失うことになります。

大事なことは、早期に食べられる状態にすることです。平常時は、一日三食を規則的に摂ります。一食には主食（主に炭水化物を多く含み、エネルギー源になる）、主菜（主にたんぱく質を多く含み、血液や筋肉をつくる）、副菜（主に野菜料理、ビタミン・ミネラルを含み身体の調子を整える）を揃えて食べましょう。

さらに、食品や調理の取り合わせを工夫し、楽しくおいしく食べるようにすることも相乗効果をもたらします。おいしく食べることには多くの要素が関与し、嗜好や食品の質、調理方法だけでなく、食べる環境や食事に対する経験なども関係しています。また、「乳がんにはこれが効く」と言われてサプリメントを生真面目に毎日食べ続けている人がみられますが、一つの食品を摂り続けることは、枝葉末節の食事療法となり大局を見失うことになりかねません。主治医や管理栄養士に相談することをおすすめします。

「がん病態栄養専門管理栄養士」認定制度とは

二〇一四年より、がんの栄養管理・栄養療法に関する高度な知識と技術を修得し、栄養に関する専門家として、より、がんに特化した病態栄養専門師の育成を目的とした「がん病態栄養専門管理栄養士」の認定制度が始まりました。これは、管理栄養士として三年間の実務経験を経て、試験方式による病態栄養認定管理栄養士または日栄臨床栄養認定管理栄養士の資格が認定されることが要件となります。さらにその上に、必須項目として、がんセミナー等での高度な知識と技術の習得があり、がん実務研修を実施した後に受験して、がん病態栄養専門管理栄養士として認定されます。現在、全国のがん診療連携拠点病院を中心に約一六五名（二〇一五年四月時点）が活躍しています。紺色認定リボンバッジが目印ですので、食事や栄養についての不安や問題が起こった時は是非相談してください。

がん治療は進歩していますが、高度医療による治療を施しても、患者の栄養・食事への介入がないことによりＱＯＬ向上につながらないことが多々あります。また、再発防止のために免疫力、抗酸化力をつける栄養・食事療法も必要です。

食べることにより、明日の力が生まれます。明日のために今日の食事を大事に摂りましょう。

乳がんリスクを軽減する食材や調理を

中村丁次
神奈川県立保健福祉大学学長
日本栄養学教育学会理事長

乳がんの人は、外科療法、薬物療法さらに放射線療法により治療効果を上げると同時に、再発防止が必要になります。そのためには、日常の食事や栄養補給をどうすればいいのか気になるところです。私どもの調査からも、乳がんの治療をしているほとんどの患者の方が、栄養サプリメントやいわゆる健康食品を利用していることが解ってきました。しかし、重要なポイントは、ある特定の栄養サプリメントや健康食品だけで乳がんを治療し、再発を防止することは不可能だということです。もし可能性のあるものがあったとしても、本当に効果的だと断言できるほど科学的な検証がされているわけではありません。

乳がんの人の栄養や食事の基本は、乳がんの誘因となるリスクを減少させ、健康を維持するために栄養のバランスのとれた食事を無理なく、継続させることです。

そのためには、第一にがんのリスクを上昇させる食材を避け、リスクを軽減する食材や調理を積極的に取り入れてください。リスクを上昇させる食品には、アルコール飲料、塩・塩蔵類、加工肉類、脂肪、精製度の高い穀類、高カロリー食品などがあり、リスクを減少させる食品には、野菜、大豆、果物、緑黄色野菜、精製度の低い穀類、食物繊維、お茶などがあります。

第二に、栄養のバランスを取るために、炭水化物の多いごはんやパン、肉、魚介、卵、大豆食品の主菜、さらに野菜、海藻からなる副菜を毎食揃え、一日に牛乳コップ一杯と果物を一皿くらい摂取します。そして、第三は、嗜好を満足させ、食べる雰囲気や食環境を考慮して、おいしく楽しい食事にすることです。

つまり、乳がんを持っていたとしても、健康が維持、増進でき、生活の質が向上するようなレシピと食事にすることが大切です。一度、現在の食事を多方面からチェックしてみてください。自分の食事の問題点を知ることから始めることが必要です。

食べて治す、食べて癒す

東口高志
藤田保健衛生大学医学部外科・緩和医療学講座教授
日本静脈経腸栄養学会理事長

2006年に、わが国で初めて緩和ケアに関する条文が盛り込まれた法律「がん対策基本法」が制定されました。この法律の背景にあるものは、がん治療において、「いま最も重視すべきことは、がん患者の方に対する全人的医療の確立である」という強いメッセージです。それまでの治療成績優先の医療者の目線でのがん治療から、患者目線あるいは国民の目線で人としての尊厳を重視しようという法律ができたのです。

そうした立場からがん治療を見直してみると、花形である外科治療、化学療法や放射線療法は、がんを駆逐するためにからだに少なからずの侵襲を伴います。そのため、このような治療を行う場合には、同時に侵襲から生体の健常部分を守る、あるいは早期に回復をはかることが大切で、からだに優しい医療が望まれます。また、治療自体や副作用・合併症による機能の低下を阻止することや、いたわりの心づかいで、精神的な負担の回避をはかる優しい医療にも心がけねばなりません。

高齢者では病気の発生が多く、しかも、高齢者の人は食事の好みが偏ったり、一人住まいなどで食事の用意ができない、あるいは面倒で欠食することにより、筋肉が減少あるいは筋力が弱る「サルコペニア」の状態になってしまいます。サルコペニアになると、がん治療の完遂も妨げられ、容易に副作用や合併症が発症、あるいはそれからの回復が遅延しますので、できれば病気にかかる前に何とかしたいものです。もちろん、病院での治療中や治療終了後も、サルコペニアには気をつけることが大切です。

このような事態に対する対応策の一つが、「食べて治す、食べて癒す」の普及です。病院だけでなく社会や普通の生活のなかで、口から食べてからだを治し、精神を癒すことで、病気に負けないからだと精神を育む試みです。そのためには、自らの力で自らの「食力《しよくりき》」をいかに維持し、改善させるかが大切となります。食力には、①食欲と満足、②食環境（スーパーやコンビニエンスストアまでの距離や調理能力）、③歯牙・口腔内環境（唾液を含む）、④摂食・嚥下機能、⑤全身筋力と身体機能、⑥消化管・消化器の状態、⑦消化管内の環境と排便、⑧食と死生観（倫理感）などが含まれます。

私たちは今、これらを地域のみなさんといっしょに考えていこうと、新たなプロジェクトを進行させています。みなさんといっしょに、少しでも暮らしやすく、人に優しい、幸せな日本をつくっていきたいと思っています。

食べることとキャンサーリボンズの理念

岡山慶子
NPO法人キャンサーリボンズ副理事長

おいしく食べることは生きること

がんと食について考えるきっかけは、二〇〇〇年にアメリカ合衆国・イリノイ州にあるがん専門病院を訪ねたことです。この病院では、当時すでに「医師中心の医療」から「患者中心の医療」を実践していました。一人の乳がん患者のために、外科医、内科医、腫瘍内科医、精神科医、薬剤師、栄養士、運動療法士、カウンセラーなど一四〜一五の医療職種の人がチームを組み、カンファレンスを行いながら治療にあたっていました。チーム医療は日本でも始まっていましたが、その本格的な取り組みに学ぶことが多くありました。

しかし、もっと驚いたのは、そこでは治療の軸に精神的なサポート、食のサポートを据えていたことでした。がん患者を病気の人としてではなく、一人の人間としてサポートすることが全ての医療者の共通認識となっていたのです。入院してきた人には、まずカウンセリングを行います。あらゆる可能性を閉ざされたと思っている人に、精神的、感情的に寄り添い、もう一度自分を信じよう、自分の力で立ち上がってみようという気持ちを生じさせることから治療は始まります。自分の存在そのものに意味や価値があることを伝えることで、がんの人が明日を生きる意味をつかみとる手助けです。そして、その実践のスタートが食べることでした。あなたには明日を生きる意味があるのだから、今日おいしく食べようと皆ですすめる。おいしく食べることは生きていること、自分の存在の意味と同義語であることを、治療をする人、受ける人も納得する。食べることを治療の中心に置く意味はここにあるのです。

これまでのことも、これからのことも大切にする

Permanent　パーマネント――調子の悪い状態がこれからもずっと続くと思っていませんか？
Personal　パーソナル――がんにかかったのは自分が悪かったからだと思っていませんか？
Pervasive　パーベーシブ――人生のあらゆることをがんと関連づけていませんか？

この三つの罠は、アメリカのメイヨ・クリニックで腫瘍精神科医としてコンサルタントを行い、NPO法人キャンサーリボンズの理事であった丸田俊彦先生が、がんカウンセリングの時によく引用された言葉です。丸田先生は、人はこの三つの罠から自由にはなれないが、時には解き放たれることが必要だと提唱されました。食生活においても同じことがいえます。「味覚が変わり、おいしさがもう戻らないのではないか」、「自分の過去の食生活が悪かったのではないか」、「食べる時にはいつも病気との関係を考えて楽しさを忘れてしまう」といったように。

食べることは生きることであり、おいしく食べることが喜びになる――。前述の病院では、食べることについてのカウンセリングが頻繁に行われていました。綿密な治療計画のもとで行われていたのは勿論ですが、何よりもその人の食に関わる歴史、食習慣、嗜好を丁寧に聞き、それを肯定

・尊重し、いっしょに考えていく姿勢が貫かれていました。その雰囲気は、いつも穏やかで明るいものでした。無理強いではなく、自分でできる毎日のことだから、楽しく食べる習慣が身につくようにとの思いに溢れていました。

食べることを誰に相談してよいかわからない

今回、二二九名の乳がん患者を対象に実施したアンケート調査で、食について誰に相談するかと質問したところ、主治医が二四・五％、看護師一〇・九％、栄養士六・六％、相談する人がいないが一八・三％でした。主治医への信頼の強さがよく表れている反面、多忙をきわめる医師に多くのことが集中することも浮き彫りになりました。一方、日本の医学教育では、医師が栄養について学ぶ時間が少なく、また、食を預かる栄養士の側にも、乳がんの病態や化学療法、ホルモン療法などさまざまな治療方法や薬の作用機序、副作用について理解する機会が充分とはいえません。日本においても、多くの関係者の努力により、通常の手術や化学療法による副作用を軽減する食事、通常の治療をより効果的にする食事、余病に配慮された食事などを提供する病院も多くなりましたが、日常の食について相談するには、まだまだ道のりは遠いといえます。

本書は、その日常食に重点を置きました。アンケートの結果から、乳がんの食について知りたいこと、気になること、自分の経験で食べやすかったもの、食べられなかったものなどを分析し編集をしました。この本が、乳がんの食について相談される人、相談したい人のお役に立てることを願っています。

※丸田俊彦先生は、日本の精神分析的精神療法分野における第一人者。1972年に慶應義塾大学医学部を卒業後、渡米。メイヨ・クリニック医科大学精神科教授などを歴任し、2004年に帰国。主としてサイコセラピーやカウンセリングの教育に従事。NPO法人キャンサーリボンズ理事。2014年7月逝去。

がん患者さんの「治療と生活」をつなぐ
キャンサーリボンズ

自分らしく、少しでも心地よい生活の実現のために

キャンサーリボンズでは、2008年6月の発足以来、がん患者さんが自分らしく少しでも心地よい生活を送れるよう、「治療と生活をつなぐ」活動に取り組んでいます。治療と生活をつなぐ具体的な情報とケア体験を提供する「リボンズハウス」を全国20か所（2015年3月現在）で展開し、さまざまなプロジェクトを実践しています。また、社会全体でがんのことを考え、互いに支えあう「がん支えあいの日」(毎年6月21日）を、支援を実行に移す日として制定しました。

2人に1人ががんに罹る時代、全ての人が誰かを支え、誰かに支えられる、特定の誰かに負担のかかることのない新しい関係が、よりよい「治療と生活」を実現すると考えています。

特定非営利活動法人キャンサーリボンズ

http://www.ribbonz.jp/

キャンサーリボンズではテーマごとに
コンテンツづくりをすすめています

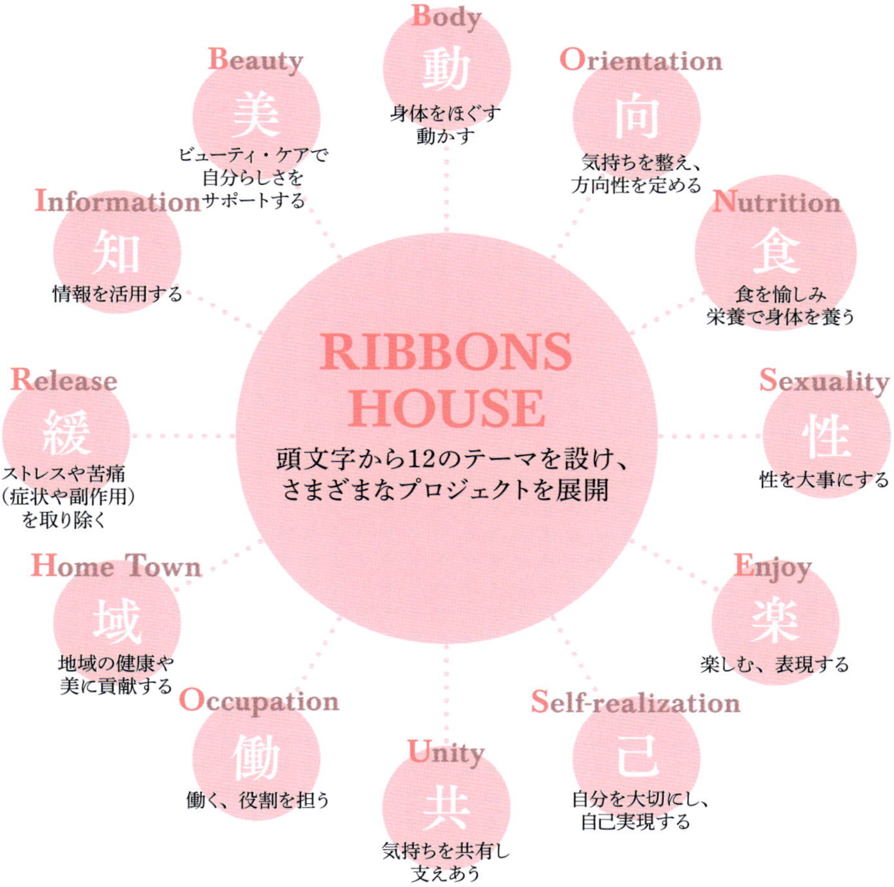

幸せホルモンを促す「共食」のすすめ

服部幸應　（学）服部学園　服部栄養専門学校　理事長・校長　医学博士／健康大使

近年、児童虐待や育児放棄による痛ましい事件が相次いでいる。全国の児童相談所が2013年度に対応した児童虐待の件数は初めて7万件を超え、10年前の2.8倍に増えた（厚生労働省）。一方、「自分の子どもを可愛いと思えない」、「自分の母親が好きになれない」という悩みも増加しており、こうした親子関係の変化も影響していると思われる。

子どもが親を親として認識する刷り込み（インプリンティング）は生後6か月頃までに完了するといわれる。そのときに大切なのが、やはり食事のことではないだろうか。

「子どもが乳を飲む」のはたんなる食事ではない。授乳の際に分泌されるホルモン「オキシトシン」は母性行動を強め、絆を強くする働きがある。

また、親と子が見つめる、話しかける、微笑み合う、抱きしめるなど、スキンシップの時間をできるだけ増やすことで、親子のつながりが刷り込まれていく。最近の研究では、「手と手を握る」「目と目を見つめる」「食事を一緒にする」といった行動が、オキシトシンの分泌を促し、母性本能にスイッチを入れることがわかってきた。

近年、子どもがひとりで食事を摂る「孤食」が問題となっているが、家族との「共食」は大変重要である。大人にも「共食」は大事だ。長い治療期間を要する乳がんの人にも、「共食」をぜひおすすめしたい。

また、食事における「光」や「音」にも注目したい。照明は、赤色が暗く見える蛍光灯よりも、白熱灯（LED照明なら白熱灯色）のほうが料理を美味しく見せ、肉を焼く「ジュージュー」という音（sizzle）も食欲をそそる。こうした五感を刺激する「シズル感」は、脳内に「セロトニン」の分泌を促す効果があるといわれる。

セロトニンはオキシトシンとともに「幸せホルモン」と呼ばれ、心身の安定や安らぎにも関与し、免疫力を高める。「幸せホルモン」の不足がうつ病や不眠につながることがあるとも言われる。毎日の食事こそ幸せを感じてほしい。

自分らしい生活を送るために

福田 護
聖マリアンナ医科大学ブレスト&イメージングセンター院長
認定NPO法人乳房健康研究会理事長

乳がんには、予防、治療、経過観察、再発、終末期などの時期があります。乳がんが、女性にとって最も関心のある病気になった現在、乳がんのそれぞれの時期における食事や栄養について知りたいと、考える人が多くなりました。

しかし、乳がんは発症まで10年、20年とかかるため、食事と乳がん予防の関連を検証するのは困難です。その結果、乳がんの予防に役立つかもしれない食事があっても、絶対に乳がんにならない食事はわかっていません。また、乳がん治療で行うホルモン療法中と化学療法（抗がん剤）中の食事にも違いがあります。特に化学療法では、食欲不振、口内炎、吐き気、下痢、便秘など、食事に関係する様々な副作用が出現します。化学療法を続けながらよい生活を送るためには、食事の工夫が必要です。さらに、毎年開発されている分子標的薬の副作用とそれを克服する食事も重要です。再発や終末期では、生きることと食事との本質的な関係性が問題になります。

乳がんに関しては、摂る（食事など）、消費する（運動など）、貯める（肥満など）というエネルギーバランスを考える必要があります。事実、肥満や運動不足と、乳がん発症リスクや乳がん予後との関連が問題になっています。

現在、食事と乳がんについて、多くの情報が氾濫しています。さらに、食物や栄養素に対する感受性には個人差があります。その中で、乳がんを克服し、家族が乳がんにならないために食生活を変えたいと考える女性が少なくありません。乳がんのための食事を科学的に論ずるには、根拠となる証拠が十分ではありません。しかし、乳がんのそれぞれの時期に、少しあるいは是非おすすめしたい食事があります。このおすすめの食事を、旬の素材で楽しく作り、おいしく食べるのが、乳がんと食事のコツです。簡単に作ることができる乳がんおすすめレシピを満載した本書は、このコツを実践するための本です。

「いただきます」は、食材となった生きとし生けるものに対する感謝の言葉です。「いただきます」の心を持ちながら、乳がんに対する最善の食事で、乳がんに屈することなく、自分らしい生活を送ってもらいたいと思います。

乳がん治療中の食に関するアンケート

2014年7月～9月に全国のリボンズハウスを中心に実施した調査より抜粋。
サンプル数 N=229（100%）。MA＝複数回答。

あなたの治療について

1.抗癌剤治療について

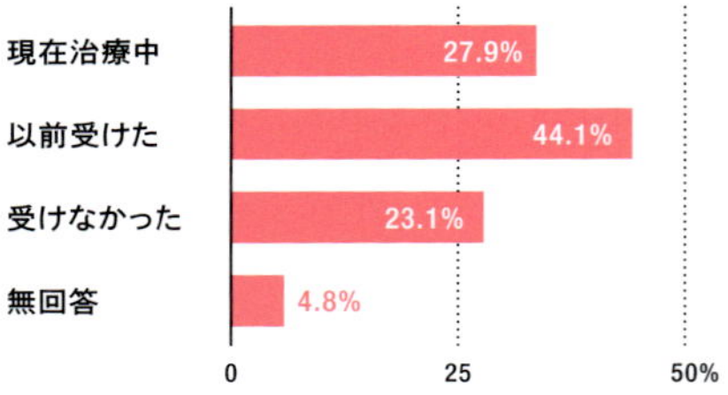

2.抗癌剤治療を受けた時期

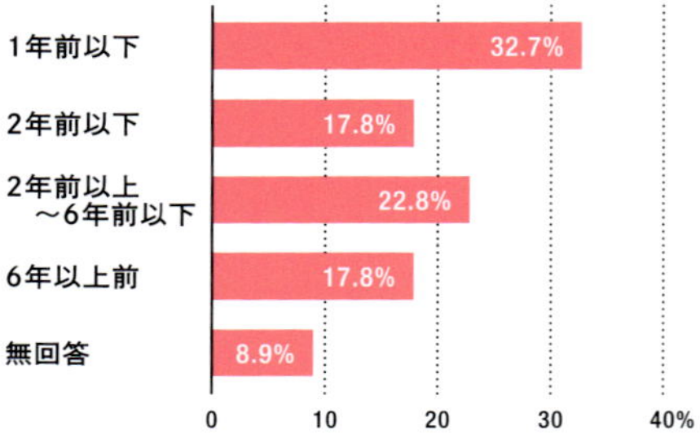

3.抗がん剤治療内容（MA）

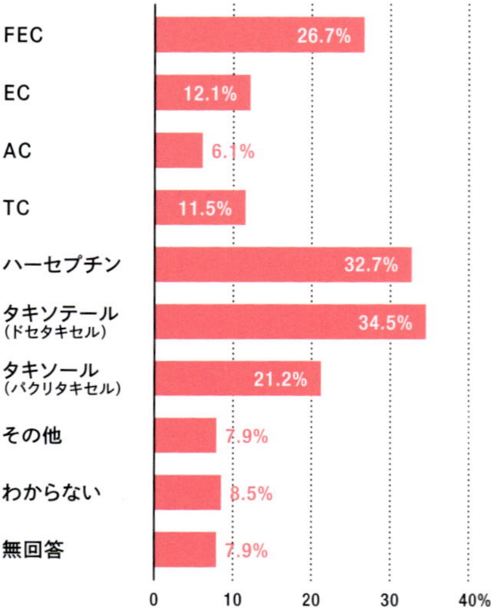

現在の食習慣

1.食事の支度をする人（MA）

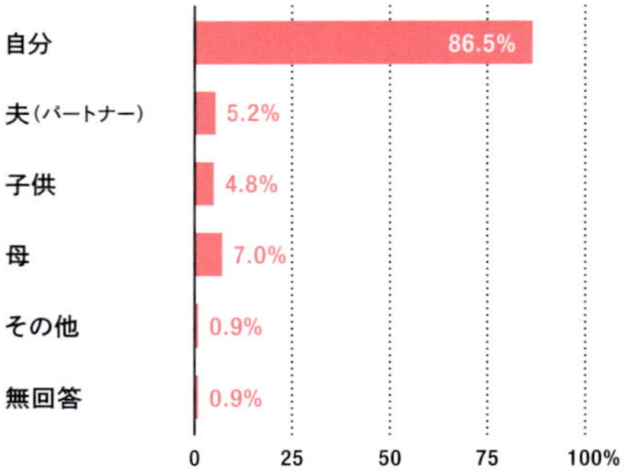

2.食生活について相談する人（MA）

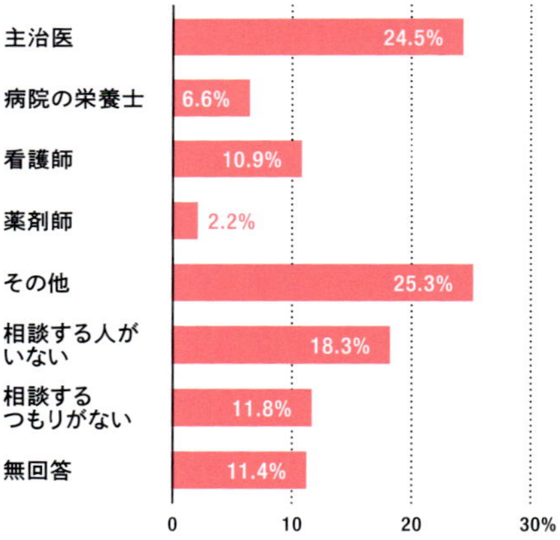

[その他の内訳] 家族、友人（26）／患者会（6）／相談しない（4）／インターネット（3）／書籍（3）／患者（3）／自分で考える（2）／がんの仲間／ソーシャルワーカー／栄養士／管理栄養士／職場の栄養士／身近な人々／中医薬膳師／特になし／必要としない／不明（2）

回答者の年代

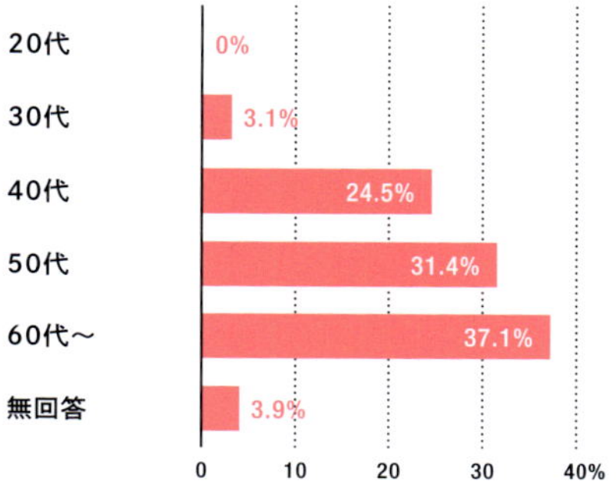

仕事をしていますか

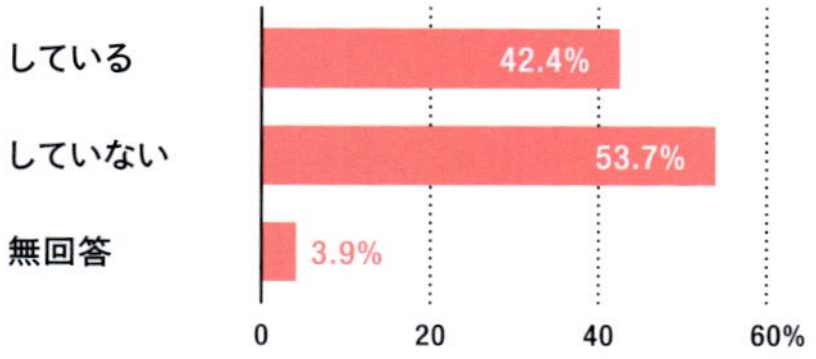

4.副作用で困ったこと（MA）

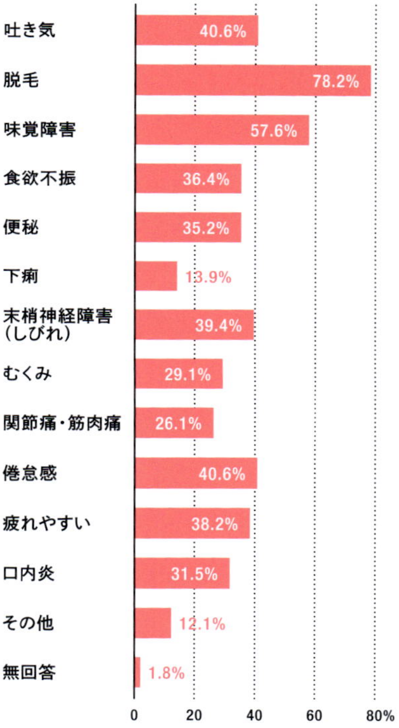

［その他の内訳］めまい(2) ／不眠／貧血／皮膚炎／熱／爪の色／知覚過敏／足の爪が抜けた／手足の痛み／手足のあれ／湿疹／歯痛、血管痛／骨髄抑制／高熱／血管痛／SJ症候群／血圧が高くなる／気力がない／のどのはれ、いたみ／じんましん

アンケートにご協力いただいた団体（五十音順）

- St. Mariannaしんゆりリボンズハウス
- 医療法人光晴会病院
- 医療法人鉄蕉会亀田メディカルセンター リボンズハウス
- がん哲学外来新百合ヶ丘メディカル・カフェ
- 公益財団法人田附興風会医学研究所北野病院 リボンズハウス
- 社会医療法人博愛会相良病院 リボンズハウス
- 昭和大学病院ブレストセンター リボンズハウス
- スマイルの会
- 独立行政法人国立病院機構大阪医療センター リボンズハウス
- 独立行政法人国立病院機構南和歌山医療センター リボンズハウス
- 十和田市立中央病院 リボンズハウス
- 西脇市立西脇病院
- 日本赤十字社 足利赤十字病院 リボンズハウス
- 乳がん患者の会ぴんく・ぱんさぁ リボンズハウス
- 藤田保健衛生大学病院リボンズハウス
- 藤田保健衛生大学病院七栗サナトリウムリボンズハウス
- 藤元総合病院 リボンズハウス
- マリアリボン
- 三重大学医学部附属病院

乳がんになってからの食事の変化

（自由回答、上位より抜粋）

- 野菜を増やした
- 薄味にした
（薄味がおいしく感じる等を含む）
- 太らないように気をつける
（食べ過ぎに注意等も含む）
- 白米を玄米等に変えた
- アルコールを控える
- 油ものを控える
- 毎食食べる（朝食をとる等も含む）
- 甘いものを控える
- 和食にした
- 乳製品を控える（やめた等も含む）

食について知りたいこと

（自由回答、上位より抜粋）

- 発病しにくい食事とは
（がんにいいもの悪いものを知りたい等を含む）
- 肥満対策
- 何をどう食べたらいいのか、具体的に
- 発がん性のある食べ物について
- 正しい情報とは（情報が多すぎて悩む）
- 食事と乳がんの関連性
（気をつけていたのに発病した）

＊上記のほか、乳がんになってから食べものについて一番困ったこと（食材、料理、味など）、おいしく食べられたものと食べられなかったものについて、全員から自由回答を得た。

乳がんのためのお役立ちサイト

乳がんに関する各種情報・ホームページです。
お役立てください。

乳がんを支える学会やNPO法人のホームページ

日本乳癌学会　患者さんのための乳がん診療ガイドライン
http://jbcsfpguideline.jp/

NPO法人キャンサーネットジャパン
http://www.cancernet.jp/

特定非営利活動法人キャンサーリボンズ
http://www.ribbonz.jp/

認定NPO法人 乳房健康研究会
http://www.breastcare.jp/index.html

日本病態栄養学会　がん病態栄養専門管理栄養士認定制度
http://www.eiyou.or.jp/certif/cancer/index.html

朗読で元気をつなぐプロジェクト
http://www.ribbonz.jp/ws_roudoku/index.html

厚生労働省研究班が運営するホームページ

若年乳がん患者のサバイバーシップ支援プログラム
http://www.jakunen.com/index.html

がんと就労
http://www.cancer-work.jp/

Hope Tree（ホープツリー）～パパやママが“がん”になったら～
http://www.hope-tree.jp/

患者サポートグループが運営するホームページ

Breast Cancer Network Japan　あけぼの会
http://www.akebono-net.org/index.htm

VOL-NEXT
http://www.v-next.jp/

乳がん患者友の会きらら
http://www.ac.auone-net.jp/~hcancer/

体験者の声が紹介されているホームページ

健康と病いの語りディペックス・ジャパン
http://www.dipex-j.org/breast-cancer/

乳がん羅針盤
http://nyugan-rashinban.jp/index.html

若年性乳がんサポートコミュニティPink Ring
http://www.pinkring.info/

JPOP-VOICE
http://jpop-voice.jp/cancer/index.html

乳がん　nyugan.jp
http://www.nyugan.jp/

STAND UP!!
http://standupdreams.com/

謝辞

NPO法人キャンサーリボンズは、2008年の設立以来、治療と生活にかかわるさまざまな領域をサポートしてきました。なかでも「食」は身近であるがゆえに課題も多く、慎重を期すべき難しいテーマです。このたびようやく第一弾として、本書『乳がんの人のための日常レシピ』を発刊することができました。刊行にあたり、本書の内容に賛同し、原稿を寄せていただいた6名の医学博士とハウス食品をはじめ、ご協力いただいたすべてのみなさまに感謝申し上げます。とりわけ、本書は患者の方々へのアンケートが根幹と言えます。回答をいただいたみなさま、ならびにリボンズハウスを中心に集計や回答のまとめをしてくださった方々に、心よりお礼申し上げます。ほかにも、多くの方々のサポートがあってこの本ができました。みなさま、ありがとうございました。

執筆者一同

著者プロフィール

三輪教子　Noriko Miwa　pp.4, 5, 8, 112–121

兵庫県西脇市立西脇病院乳腺外科部長、昭和大学病院乳腺外科特別研究員、乳がん患者会「はなみずきの会」代表世話人。MDアンダーソンがんセンターでの研修後、チーム医療に関わる。患者と医療者、臨床と基礎研究の橋渡しを使命と考え活動。国内外の学会発表・論文多数。

村岡奈弥　Naya Muraoka　pp.10–95

料理研究家、日本中医食養学会理事。フランス留学、三ツ星レストランでの研修帰国後、料理教室「エミーズ」にてチーフを務める。国立北京中医薬大学日本分校で「国際中医師」の資格取得。フランス料理と薬膳を融合し、見た目に美しくからだにやさしい料理をひろめる。著書多数。

丹羽真清　Masumi Niwa　pp.96–107

デリカフーズ株式会社・デザイナーフーズ株式会社代表取締役社長。野菜ビジネスで日本の医療費削減に貢献したいと考え、外食産業が「食の病院」に、量販店が「食の薬局」になるための情報提供、企画提案、商品開発を行う。著書に『おいしいものは体にいい』。

岩田加壽子　Kazuko Iwata　pp.124–26

三重大学医学部附属病院病院長顧問。管理栄養士として臨床や研究の一方で、「治療食をおいしく食べる」をモットーに、院内グルメディカルスタジオの新設、レストランやツアー企画に携わる。著書に『C型肝炎・脂肪性肝炎（NASH）鉄制限療法で肝臓をまもる』など。

岡山慶子　Keiko Okayama　pp.129–33, 136–38

NPO法人キャンサーリボンズ副理事長。1986年に株式会社朝日エルを設立し、女性の健康や持続可能な社会などをテーマに、社会貢献型ビジネスの実践に取り組む。現在、朝日グループ会長。2000年にピンクリボンを日本に導入し成功に導く。『ピンクリボン咲いた！』ほか著書多数。

レシピ撮影
フォトグラファ　堀川和彦（カバー、pp.16–31, 36–56, 60–73, 76–85, 88–93）
赤羽佑樹（pp.23, 32–34, 57–58, 74, 86）
スタイリスト　難波美紀
調理アシスタント　高橋久光子
撮影協力　チェリーテラス、デザイナーフーズ株式会社、F8スタジオ

編集協力　板野員大（東京ブレーン）、田村調子 + 奥山澄枝（朝日エル）
中島佳乃、真下晶子、Katsura
進行管理　宮武麻衣子（日本写真印刷株式会社）

ブックデザイン　大悟法淳一 + 境田明子（ごぼうデザイン事務所）

乳がんの人のための日常レシピ

かんたん&からだがよろこぶ60品

2015年5月15日　初版第一刷発行

企画　特定非営利活動法人キャンサーリボンズ

著者　三輪教子、村岡奈弥、丹羽真清、岩田加壽子、岡山慶子

発行者　藤元由記子
発行所　株式会社ブックエンド
〒101-0021
東京都千代田区外神田6-11-14 アーツ千代田3331
Tel. 03-6806-0458　Fax. 03-6806-0459
http://www.bookend.co.jp/

印刷・製本　日本写真印刷株式会社

乱丁・落丁はお取り替え致します。

Printed in Japan
ISBN978-4-907083-25-0 C2077

ブックエンドの本

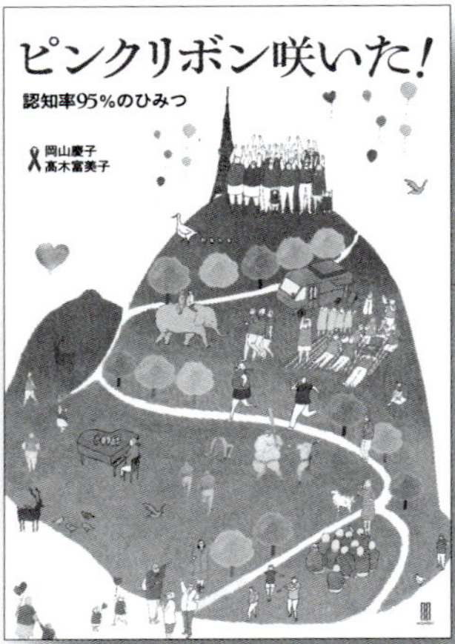

ピンクリボン咲いた!
認知率95%のひみつ

岡山慶子+高木富美子 著

四六判/並製/144頁/本体1,300円+税
ISBN978-4-907083-21-2 C0030

**NPO、自治体、企業、ボランティアの方へ
ムーヴメント成功の舞台裏を教えます!**

世界で130番目。後発国となった日本でピンクリボンはなぜ成功したのか? 2000年に早期啓発の重要性を広めるため4人の医師が立ち上がり、多くの仲間を得て15年で95%の認知率を達成するまでのストーリーと成功の鍵を紹介。時代の風を読み、行政や企業のCSR(社会貢献)と連携し、メディアを動かし、そして大切な人に寄り添ってきた著者たちが、社会貢献活動に取り組む人々に、その手法を具体的に解説します。

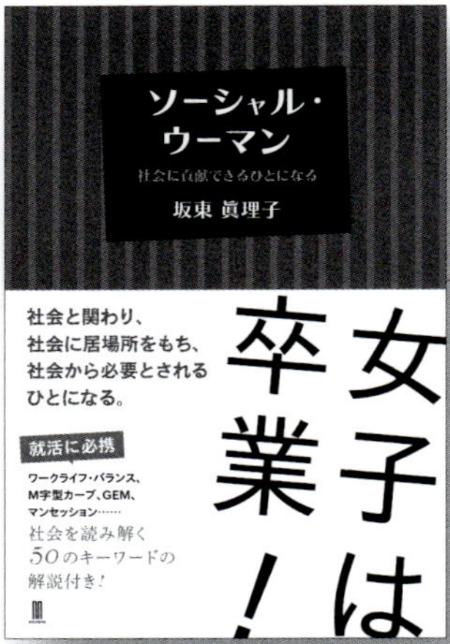

ソーシャル・ウーマン
社会に貢献できるひとになる

坂東眞理子 著

四六判/並製/184ページ/本体1,400円+税
ISBN 978-4-907083-13-7 C0030

**「ソーシャル・ウーマン」は、
新しい女性像を表す言葉**

名付け親は『女性の品格』の著者、坂東眞理子・昭和女子大学長。これからの女性は、家庭と仕事を両立させながらも、視野を広くもって、よりよい社会づくりにも参加できるような生き方が求められます。本書は、新しい時代の生き方のヒントを、社会のさまざまな話題を交えて語ったソーシャルなエッセイ集。就活に励む学生はもちろん、全ての女性、そして男性、企業、社会的リーダーにも、ぜひ読んでほしい一冊です。就活に必携、社会を読み解く50のキーワードの解説付き!